Medikamente im Test
Depressionen und Burnout

Prof. Dr. med. Dr. phil. Günter Niklewski,
Dr. Rose Riecke-Niklewski

MEDIKAMENTE IM TEST
DEPRESSIONEN UND BURNOUT

unter Mitarbeit von Prof. Dr. Gerd Glaeske,
Dr. Judith Günther und
Prof. Dr. med. Bruno Müller-Oerlinghausen

Stiftung Warentest

Inhaltsverzeichnis

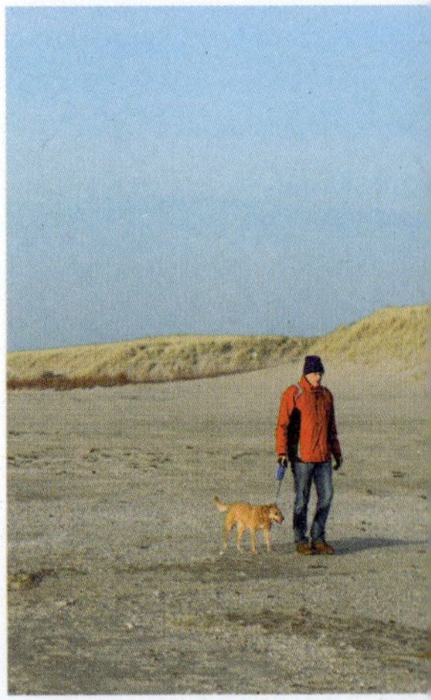

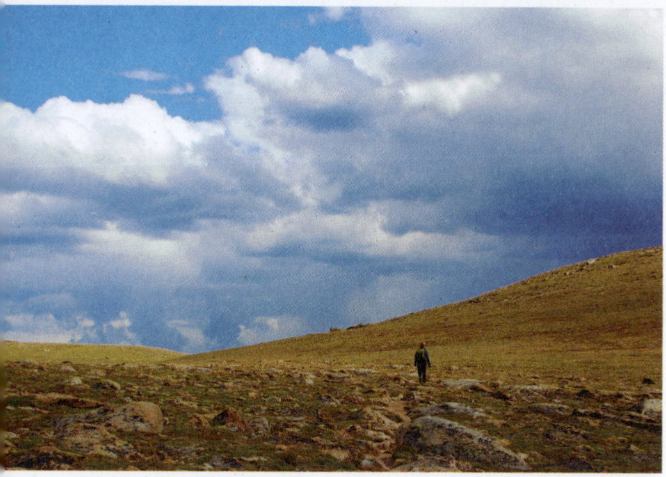

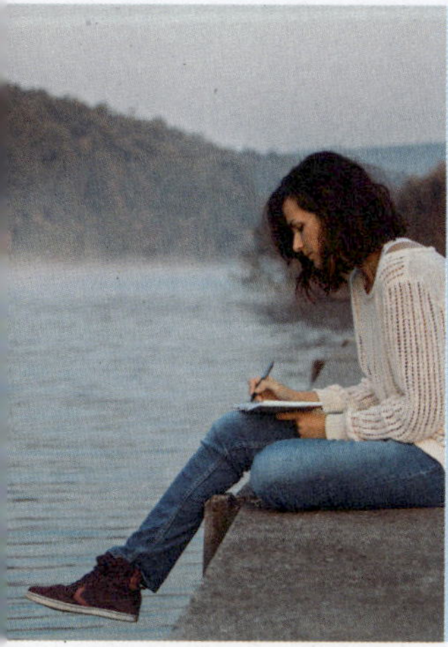

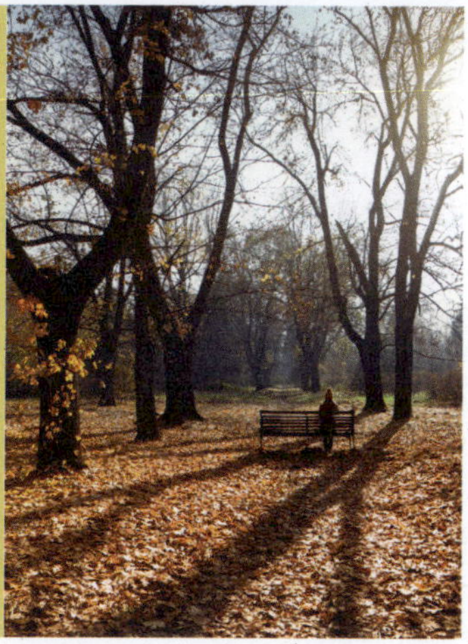

Was wollen Sie wissen?

Vielleicht sind Sie verunsichert: Antidepressiva zählen zu den in Deutschland am häufigsten verordneten Medikamenten – gleichzeitig wird diskutiert, ob sie tatsächlich die erhoffte Wirksamkeit haben. Wie passt das zusammen? Sicher scheint, dass nicht bei jeder Form einer Depression Medikamente nötig sind, dass sie aber bei schweren Depressionen einen festen Platz in der Therapie haben.

Ist Burnout eine Vorstufe von Depression?

Nicht jeder Burnout führt in eine Depression. Aber chronische Erschöpfungszustände, also auch ein Burnout, können Depressionen auslösen. Früher sprach man dann von einer Erschöpfungsdepression. Doch Vorsicht: Eine Depression und ein Burnout sind nicht dasselbe! Wenn sich Menschen im Sinne eines Burnout ausgebrannt fühlen, ist das oft ein Symptom einer Depression, deren Auslöser im beruflichen Stress liegen kann, aber häufig aus ganz anderen Lebenszusammenhängen stammt. Viele gute Ratschläge und therapeutische Empfehlungen, die im Beruf „ausgebrannte" Menschen für sich nutzen können, führen bei einer Depression am Problem vorbei, schaden depressiven Menschen oft sogar mehr als sie nützen. Deshalb ist eine genaue medizinische Abklärung wichtig, aus der sich dann die richtige Therapie ergibt. Mehr zum Burnout und was ihn verursachen kann lesen Sie im ersten Kapitel.

Sind bei jeder Depression Medikamente nötig?

Es ist keinesfalls so, dass bei allen depressiven Störungen Medikamente erforderlich sind. Psychotherapeutische Verfahren stellen besonders bei leichten, aber auch bei vielen mittelschweren Depressionen eine echte Alternative dar. Viele Studien haben gezeigt, dass der Effekt einer Behandlung mit Antidepressiva und der einer Behandlung mit einem Scheinmedikament bei nicht schweren Depressionen nah beieinanderliegen. Wenn keine medikamentöse Behandlung erfolgt, sollten sich Betroffene allerdings ärztlich oder psychologisch begleiten lassen. Denn Depressionen können sich innerhalb von Tagen von einer leichten Störung zu einer schweren Erkrankung steigern (siehe ab Seite 70).

Wie weiß ich, ob Psychotherapie oder Medikamente besser für mich sind?

Bei der Behandlung spielen neben medizinischen Aspekten auch persönliche Einstellungen und oft auch die Gegebenheiten vor Ort eine Rolle. Nicht immer und überall stehen Spezialisten zur Verfügung. Bei leichten Depressionen brauchen Sie nach den aktuellen Leitlinien in der Regel keine medikamentöse Behandlung, sofern Sie sich ärztlich oder psychotherapeutisch begleiten lassen. Bei mittelschweren Depressionen können Sie die Art der Therapie mitbestimmen. Wenn Sie einer Arzneimitteltherapie ablehnend gegenüberstehen, können Sie sich für eine psychotherapeutische Behandlung entscheiden. Am effektivsten ist es, Psychotherapie und Medikamente zu kombinieren. Ist die Depression schwer ausgeprägt, sind Medikamente die Basis der Behandlung, Psychotherapie ist zusätzlich zu empfehlen (siehe Seite ab 70).

Können Antidepressiva meine Persönlichkeit verändern?

Eine der beim Thema Antidepressiva am häufigsten geäußerten Befürchtungen ist, dass die Mittel möglicherweise die Persönlichkeit verändern. In Wirklichkeit ist es aber so, dass eher die Depression die Persönlichkeit verändert als die eingenommenen Medikamente. Denn Niedergeschlagenheit, Freudlosigkeit, „Schwarzsehen" und Müdigkeit gehören zu den typischen Anzeichen einer Depression. Arzneimittel können helfen, dass Betroffene zu ihrer ursprünglichen Persönlichkeit zurückfinden. Angehörige sagen dann oft: „Er ist wieder ganz der Alte" oder „Sie ist wieder so, wie wir sie kennen". Mehr zu den Befürchtungen gegenüber Antidepressiva lesen Sie auf Seite 68.

Können Antidepressiva abhängig machen?

Eine Abhängigkeit im klassischen Sinn entsteht bei Antidepressiva nicht. Es ist aber zu bedenken, dass solche Medikamente zum Ende einer Behandlung nur sehr langsam reduziert werden sollen. Beim plötzlichen Weglassen können sich zum einen die Anzeichen der Depression sehr schnell wieder zeigen, es können aber auch typische Absetzsymptome wie wie Kopfschmerzen, Zittern, grippeähnliche Symptome, Unruhe und Empfindungen wie bei einem Stromschlag auftreten. Besonders unter dem SSRI Paroxetin (Seite 113) und dem SNRI Venlafaxin (Seite 115) sind solche Beschwerden beschrieben worden. Insgesamt scheinen rund 30 Prozent der Menschen, die langfristig Antidepressiva eingenommen haben, Absetzerscheinungen zu zeigen. Deshalb muss das Weglassen der Medikamente nach längerer Einnahme sehr vorsichtig erfolgen und sich unter Umständen über mehrere Monate hinziehen (siehe Seite 88).

Dürfen Kinder antidepressive Medikamente bekommen?

Grundsätzlich sind Antidepressiva im Einzelfall auch bei depressiven Störungen im Kindes- und Jugendalter hilfreich. Eine Abwägung kann aber nur von einem Kinder- und Jugendpsychiater vorgenommen werden. Zu beachten ist, dass viele der bei Erwachsenen verwendeten Medikamente in Deutschland nicht für die Behandlung von Kindern und Jugendlichen zugelassen sind. Dies liegt auch daran, dass für diese Personengruppe sehr viel weniger kontrollierte Studien zur Wirksamkeit von Antidepressiva durchgeführt worden sind als bei Erwachsenen. Näheres zur Behandlung von Kindern und Jugendlichen mit Depressionen lesen Sie auf Seite 90.

Macht eine Behandlung mit Antidepressiva auch noch im Alter Sinn?

Für die Einnahme von Antidepressiva gibt es keine Altersbegrenzung. Depressionen im höheren Lebensalter können außerordentlich quälend sein. Aufgrund der Wechselwirkungen mit anderen Medikamenten, aber auch wegen der Einschränkungen durch andere Krankheiten (etwa am Herzen), ist die Auswahl an Antidepressiva oft eingeschränkt. Dennoch sollten Depressionen bei älteren Menschen unbedingt behandelt werden, auch aus folgendem Grund: Untersuchungen haben gezeigt, dass bei Frauen und Männern über 65 Jahre, die an einer Depression erkranken, das Risiko für einen Herzinfarkt um mehr als das Zweieinhalbfache erhöht ist. Damit gehören Depressionen neben Rauchen, Bluthochdruck, hohen Cholesterinwerten und Diabetes zu den größten Risikofaktoren für Herz-Kreislauf-Erkrankungen im Alter. Näheres dazu siehe Seite 91.

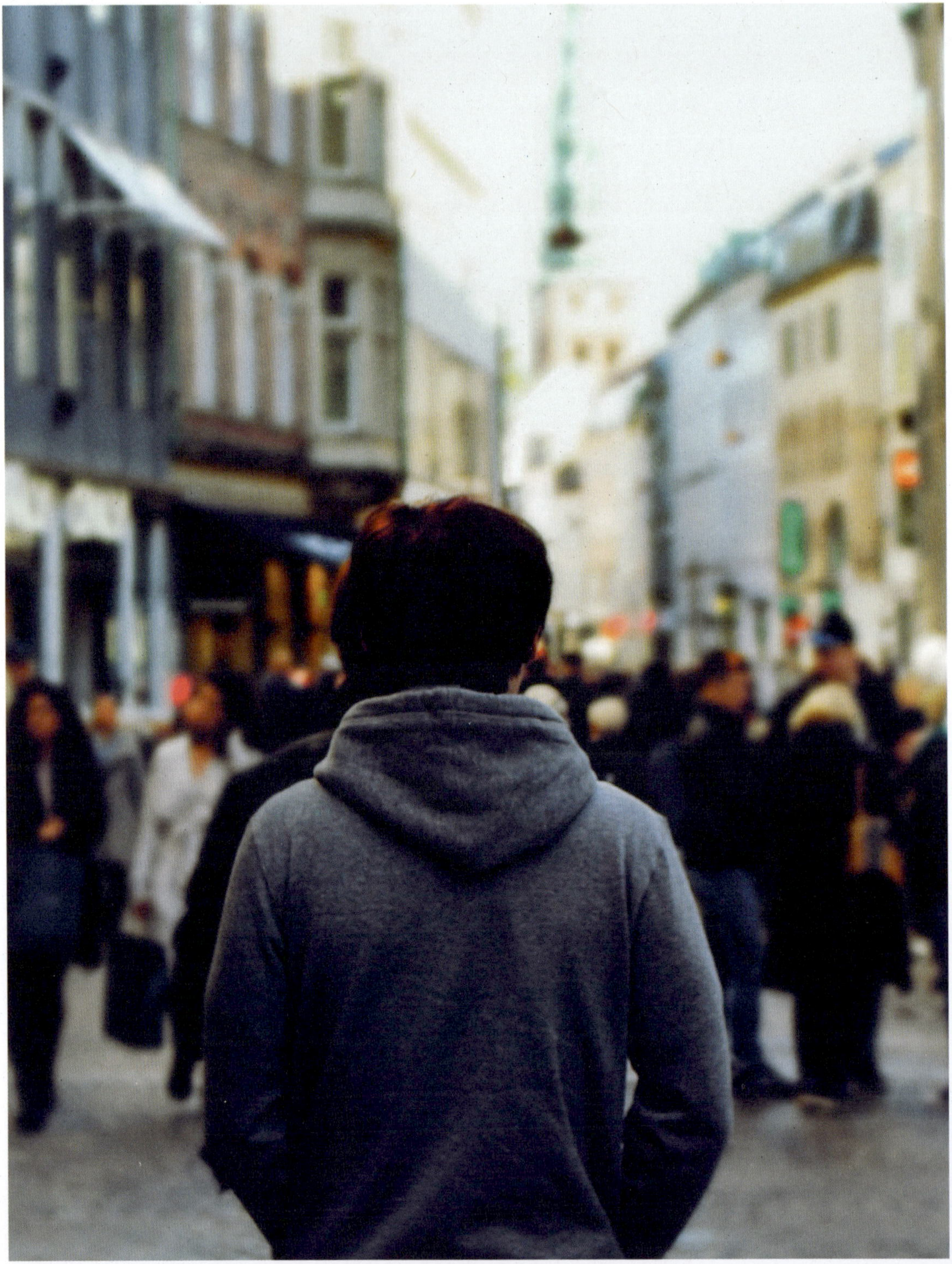

Erschöpfung und Burnout

Ich bin so fertig. Völlig ausgelaugt. Alles nervt mich – oder besser: alle nerven mich. Alle wollen etwas von mir. Jeden Abend bin ich völlig erledigt. Und morgens? Auch da würde ich am liebsten im Bett bleiben. Wo ist nur meine Energie geblieben, früher ging es doch auch?

→ Fühlen auch Sie sich in letzter Zeit oft leer, wie ausgebrannt, ohne Schwung, Motivation und Antrieb? Haben Sie schon einmal darüber nachgedacht, ob Ihre schlechte Laune, Ihre Müdigkeit und Energielosigkeit, die Schlaflosigkeit und das „keine Lust“ noch mit rechten Dingen zugehen? Machen sich Ihre Familie, Freunde, Kollegen Sorgen?

Es ist banal zu erwähnen, dass jeder Mensch den Zustand der Müdigkeit kennt. Wir brauchen ihn. Denn er signalisiert uns, dass unsere Reserven bald aufgebraucht sind. Und wie laden wir unsere Batterien wieder auf? Klar, durch Schlaf.

Schlaf lässt uns regenerieren und den nächsten Tag mit frischer Energie angehen. Das gilt für Körper und Geist – und unsere Stimmung. Leider finden viele Menschen nicht ausreichend erholsamen Schlaf, entweder weil sie nicht wollen, also einfach zu spät ins Bett gehen, oder weil sie nicht können. Und dafür gibt es viele Gründe, unter anderem körperliche Krankheiten, starke Belastungen in Familie oder Beruf oder seelische Störungen wie eine Depression.

Chronische Müdigkeit

Störende bis quälende Müdigkeit ist vielen Menschen bekannt. In Deutschland klagten bei einer großen Befragung 31 Prozent der über 16-Jährigen darüber.

Nur wenige Betroffene suchen jedoch deswegen ärztliche Hilfe. Wer wegen Müdigkeit, Erschöpfung, Mangel an Energie zum Arzt geht, ist wirklich müde – und zwar so stark und so lange und für ihn so unerklärlich, dass er diesen quälenden Zustand medizinisch abklären lassen will.

Auch dazu gibt es Zahlen: In Deutschland klagen etwa 11 Prozent der Patienten in den Hausarztpraxen über für sie unerklärliche, mindestens einen Monat anhaltende Müdigkeit, die sich mehr und mehr auch auf ihr seelisches Wohlbefinden und ihre geistige und körperliche Leistungsfähigkeit auswirkt.

Bei einigen wenigen von ihnen sind diese Ermüdungserscheinungen sogar so ausgeprägt, dass sie ihren Alltag nicht mehr leben können, weil die Reserven wirklich aufgebraucht sind.

Müde durch körperliche Krankheiten

Es gibt körperliche Grunderkrankungen, die eine chronische Müdigkeit zur Folge haben.

Viele erschöpfte, müde Menschen befürchten deshalb, an einer bis dahin unentdeckten körperlichen Erkrankung, etwa an einer Blutarmut, einer Schilddrüsenfehlfunktion oder sogar an Aids oder Krebs zu leiden. Falls Sie schon einmal an solche Möglichkeiten gedacht haben: Gehen Sie zum Arzt und teilen Sie ihm Ihre Befürchtungen mit.

Müdigkeit kann die Folge ganz normaler Infektionskrankheiten sein. Virusinfekte oder eine Grippe (Influenza) zum Beispiel strengen den Körper an, Fieber „schlaucht". Ganz allgemein lässt sich sagen: Nach schweren Krankheiten kann es manchmal lange – Wochen bis Monate – dauern, bis die

---

Nennen Sie in der Arztpraxis alle pharmazeutischen Produkte, die Sie im Augenblick einnehmen, sowohl die, die Ihnen verordnet wurden, als auch solche, die Sie selbst in der Apotheke gekauft haben. Rezeptfreie Mittel werden in der Aufzählung oft vergessen.

Zahlreiche Studien ergaben einen engen Zusammenhang von chronischer Müdigkeit mit seelischen Störungen. Vor allem Depressionen und Angststörungen „machen müde" – nicht nur, weil sie den Schlaf rauben. Sie sind Stress für Körper und Seele, der erschöpft und die notwendige Erholung verhindert. **Mehr dazu auf Seite 14.**

gewohnte Energie und Leistungsfähigkeit zurückkehren. Bis dahin ist Müdigkeit ein Anzeichen dafür, dass man noch nicht wieder ganz fit ist. Sie ist insofern normal.

Auch Medikamente können Müdigkeit als unerwünschte Wirkung haben. Dazu zählen Medikamente gegen hohen Blutdruck, Herzrhythmusstörungen, starke Schmerzen oder Allergien. Bestimmte Psychopharmaka, vor allem zur Beruhigung eingesetzte Benzodiazepine, aber auch Neuroleptika und manche Antidepressiva können müde machen.

Was sonst den Schlaf stört

Arbeiten Sie im Schichtdienst oder sind Sie beruflich oder privat viel unterwegs? Gestörte Biorhythmen durch Schichtdienst oder häufiges Reisen quer durch die Zeitzonen stören oft den Schlaf.

Schnarchen Sie? Bemerkt Ihr Partner, Ihre Partnerin Atemaussetzer während Ihres Schlafes? Auch eine Schlafapnoe, ein jeweils kurzer „Atemstillstand im Schlaf", der immer wieder den Schlaf unterbricht, ohne dass der Schläfer dies bewusst bemerkt, kann die Ursache einer auffälligen Müdigkeit am Tag sein.

Eine sehr häufige Ursache von Schlafstörungen sind Sorgen und Befürchtungen. Viele kennen es: das Grübeln vor dem Einschlafen oder das nächtliche Kopfzerbrechen darüber, was gestern war und morgen passieren könnte – das kann wirklich den Schlaf rauben.

Wie sieht es gerade bei Ihnen aus? Grübeln Sie aus gutem Grund? Ist beruflich, familiär und finanziell alles in Ordnung? Die häufigste Ursache ständiger Müdigkeit ist neben Schlafmangel psychosozialer Dauerstress, der die Reserven erschöpft. Deshalb wird Ihr Hausarzt oder Ihre Hausärztin Sie auf Ihre familiäre, berufliche und allgemeine soziale Situation ansprechen. Gibt es auch in Ihrem Leben zu viel Stress, und dies schon seit einiger Zeit ohne Aussicht auf Erholung?

Sehen Sie sich zu hohen Anforderungen ausgesetzt, die Sie überfordern, oder aber einer Unterforderung verbunden mit dem Gefühl, nicht ausreichend geschätzt zu werden?

Stress, Erschöpfung und Erholung

Die Selbstregulation unseres Körpers strebt nach einem Gleichgewicht zwischen Anspannung und Entspannung. Chronischer Stress kann zu einer Störung dieser Regulation führen.

Wer den Mechanismus von Stress, Erschöpfung und Erholung verstehen will, muss wissen, was im Körper bei Stress passiert – und zwar ohne unser willentliches Zutun. Es geht um die sogenannte Stressreaktion. Sie ist die lebensnotwendige körperliche Antwort auf Stressreize und sorgt dafür, dass wir den Anforderungen des Lebens gewachsen sind. Erst chronischer oder intensiver Stress kann zu einer Störung der Regulation von Anspannung und Entspannung führen, Erholung ist dann nicht mehr möglich.

Das Gehirn unterscheidet in kürzester Zeit zwischen angenehmen und unangenehmen Wahrnehmungen, die möglicherweise Gefahr bedeuten. In vielen Jahren – beginnend schon im Mutterleib – haben wir durch unsere Erfahrungen ein Stressgedächtnis entwickelt: Dieses Stressgedächtnis vergleicht früher gemachte Erfahrungen mit dem aktuellen Sinneseindruck und bewertet ihn entsprechend.

Unser Gehirn prägt sich besonders gut unangenehme Gefühlszustände wie Angst, Ohnmacht, Hilflosigkeit und seelischen und körperlichen Schmerz ein. Bei ausreichender Ähnlichkeit mit einer derartigen früher gemachten Erfahrung schaltet das Gehirn auf „Gefahr". Die Stressreaktion des Körpers springt an. Sie dient dazu, unsere Kräfte zu mobilisieren, um der Gefahr zu begegnen, sie zu bewältigen.

Die Stressreaktion

Der biologische Stressmechanismus setzt ein, wenn Gefahr droht – genauer: Er ist ursprünglich die Reaktion auf eine Situation, in der wir schnell und effektiv handeln müssen, um Leib und Leben zu schützen (dies ist das uralte evolutionsbiologische Erbe) oder das seelische Gleichgewicht zu wahren.

Die Kommandozentrale sitzt im Gehirn. Von hier aus wird die Abfolge der Stressreaktion gesteuert. Sie beginnt nach der Wahrnehmung eines Stressreizes mit der Ausschüttung von Hormonen und Botenstoffen (Neurotransmitter). Sie sind die chemischen Schalter in Körper und Gehirn, die die notwendigen Stoffwechselprozesse anknipsen und eine ganze Kaskade von körperlichen biochemischen Reaktionen auslösen.

In der Sprache der Medizin

Unser unwillkürliches (autonomes) Nervensystem wird von zwei großen Gegenspielern gesteuert, dem sympathischen und dem parasympathischen Nervensystem. Bei Gefahr, genauer bei jeder Anforderung, die Aktivität und Energie erfordert, übernimmt das sympathische Nervensystem – der Sympathikus – die Regie. Er ist für die Stimulation zuständig, weckt unseren Organismus auf und macht ihn reaktionsfähig. Das parasympathische Nervensystem – der Parasympathikus – hingegen reguliert alles in Richtung Ruhe, Entspannung und Erholung.

Drei Botenstoffe sind vor allem an der Stressreaktion beteiligt:

- Glutamat, ein stark erregender Stoff, wird im Gehirn ausgeschüttet und wirft die Stressreaktion an.
- Das Corticotropin-Releasing-Hormon (CRH) folgt als nächstes und stößt die Produktion eines weiteren Hormons, des adrenocorticotropen Hormons (ACTH), an.
- Das Stresshormon Kortisol wird durch die Einwirkung von ACTH in der Nebennierenrinde gebildet.
- Am Ende steht Glukose, der Hauptenergielieferant unseres Körpers, der durch die Einwirkung von Kortisol gebildet wird.

Das aktivierende sympathische Nervensystem ist also im Einsatz und befähigt den Organismus, der Gefahr zu begegnen – oder anders ausgedrückt, den Anforderungen, die sich in diesem Moment stellen, zu genügen.

Erholung

Ist die Anforderung erledigt, tritt wieder Erholung ein. Die Vorherrschaft des Sympathikus wird beendet – das parasympathische Nervensystem übernimmt. Auch hier sind es Hormone und Botenstoffe, die die Phase der Erholung steuern. Als sogenannte Antagonisten der erregenden Neurotransmitter wirken sie beruhigend auf alle Stoffwechselvorgänge. Ziel ist es, ein Gleichgewicht zwischen Anspannung und Entspannung herzustellen.

Und wenn die Gefahr zu lange andauert? Dann reagiert unser Organismus in weiser Selbstregulation mit Erschöpfung und aktiviert Funktionen des unwillkürlichen Nervensystems, welche Erholungsprozesse in Gang setzen: Die Anspannung lässt nach, das allgemeine Aktivitätsniveau wird heruntergefahren, Blutdruck und Herzfrequenz nehmen ab. Das Schlafbedürfnis steigt an. Die Schlafdauer verlängert sich. Nach diesem erholsamen Schlaf, der unsere

Unter Stresskrankheiten versteht man Erkrankungen, bei denen Ausbruch, Verlauf und Dauer mit der Neurobiologie von Stress zusammenhängen.

Reserven wieder auffüllt, nach einer wohlverdienten Pause, sind wir wieder erholt und ausgeruht.

Stress und Neurotransmitter

Wie im System der Hormone (dem endokrinen System) ganz bestimmte Hormone die Antwort des Organismus auf Stress steuern, sind es im Nervensystem (der Neurobiologie) die Neurotransmitter. Sie haben jeweils unterschiedliche Funktionen, wenn es darum geht, auf Stress mit einer Stressreaktion zu reagieren, also das sympathische Nervensystem zu aktivieren. Sie sind es auch, die nach dem Stress die Erholung einleiten. Die wichtigsten Neurotransmitter mit aktivierender Wirkung sind Noradrenalin, Adrenalin und Dopamin:

- Noradrenalin ist einer der wichtigsten Botenstoffe des Sympathikus, also des aktivierenden Nervensystems. Es steuert im Gehirn die Stressreaktion und Stressanpassung.
- Adrenalin wird in den Nebennieren gebildet und bei Belastung ausgeschüttet. Seine Aufgabe ist die Anpassung des Herz-Kreislauf-Systems und des Stoffwechsels an die Anforderung.
- Dopamin treibt den gesamten Organismus an und ist zuständig für die Feinkoordination der Stressreaktion. Es wird auch ausgeschüttet bei Erfolg und wirkt stimmungsaufhellend und belohnt damit für die Anstrengung.

Die wichtigsten Neurotransmitter mit dämpfender – erholender – Wirkung sind Serotonin und GABA (Gamma-Aminobuttersäure). Beide Neurotransmitter regulieren in jeweils spezifischer Verantwortlichkeit unter anderem die Weite von Blutgefäßen, des Magen-Darm-Traktes und der Atemwege. Sie erreichen Muskelentspannung und die Stabilisierung des Blutdrucks. Das Schlafbedürfnis steigt an, die Schlafdauer verlängert sich, das allgemeine Aktivitätsniveau wird heruntergefahren, Blutdruck, Herz- und Atemfrequenz nehmen ab. Der eben noch gestresste Mensch erholt sich.

Was passiert bei Dauerstress?

Wie aber reagiert unser Körper auf Dauerstress? Wie beschrieben lösen nicht nur kurzzeitige Schreckreaktionen oder ängstigende Erlebnisse Stress aus, auch widrige Lebenssituationen oder eine Häufung von vermeintlichen unangenehmen Kleinigkeiten, psychische Dauerbelastung oder schwere körperliche Erkrankungen wirken sich wie eine anhaltende Stressbelastung aus.

Unser auf schnelle Antwort programmiertes Stressreaktionssystem verändert sich dabei und nimmt Schaden. Während wir beispielsweise in der akuten Stressreaktion einen Blutdruckanstieg geradezu brauchen, um die Reaktionsfähigkeit etwa der Muskulatur zu erhöhen, sollte sich aber in der Erholungsphase der Blutdruck wieder im Normbereich von selbst einregulieren. Erschöpfung und Erholung sind zunächst völlig normale Zustände eines Organismus, jeder kennt dieses Wechselspiel. Bei hoher Dauerbelastung kann diese Gegenregulationsmöglichkeit schlussendlich verloren gehen, ein dauerhaft erhöhter Blutdruck kann die Folge sein.

Bei einer andauernden Stressreaktion können auch eine Vielzahl anderer körperlicher Beschwerden auftreten, diese reichen von Schlaflosigkeit bis hin zu Entzündungen, einer erhöhten Anfälligkeit für Infektionskrankheiten oder Herzrhythmusstörungen, chronischer Müdigkeit und Burnout.

Psyche und Stress

Mein Stress gehört mir.

Nicht jede Anforderung löst bei jedem und in jeder Situation den gleichen Stress aus. Was der eine als Stress empfindet, kann ein anderer vielleicht ganz entspannt sehen. Warum manche Menschen schneller und stärker in Stress geraten und wie ein bestimmtes Ereignis, eine bestimmte Situation für manche Stress bedeuten, für andere dagegen überhaupt nicht, sind bis heute entscheidende Fragen der psychologischen Stressforschung.

Der „Stresstyp"

Wahrscheinlich haben Sie schon vom „Stress-Typ" gehört. Damit ist ein bestimmter Menschentyp gemeint, der – das schreibt man ihm zu – besonders leicht in Stress gerät. Er sei, da besonders angespannt, ehrgeizig, wettbewerbsorientiert, ungeduldig und gereizt, besonders gefährdet. Interessanterweise ergab die Forschung: Nicht die Arbeitswut, der Ehrgeiz und der Perfektionismus sind es, die Menschen stressanfällig machen, sondern die leichte Reizbarkeit, die Betroffene stärker auch auf kleine Stressoren reagieren lässt. Inzwischen haben Stressforscher auch einen zweiten „Stresstypen“ ausgemacht. Dieser Typ D zeichnet sich anders als der eben beschriebene Stresstyp A nicht durch besondere Reizbarkeit aus. Menschen dieses Typs D sind stets voller Befürchtungen, Sorgen und Ängste. Aus diesem Grundgefühl heraus sind sie „im Stress“.

Wir machen, wir denken uns Stress

Und warum wird nun ein bestimmter Reiz überhaupt zum Stressreiz? Wir werden alarmiert, weil wir eine Situation, eine Anforderung, ein Ereignis als „gefährlich“ – also für unser seelisches und körperliches Gleichgewicht bedrohlich – einschätzen. Wenn wir blitzschnell zur Einschätzung gekommen sind: Diese Anforderung könnte zu groß für mich sein, ihr könnte ich nicht gewachsen sein, dann geraten wir in Stress. Wir bewerten also, wie es in der Psychologie heißt, etwas danach, ob es uns gefährlich werden kann.

Erst diese Bewertung macht uns Stress – und wir suchen nach Möglichkeiten, mit diesem zurechtzukommen. Diese Bewertungen können nun realistisch sein oder nicht – auf jeden Fall sind sie eng mit uns, unseren Fähigkeiten und Kompetenzen, aber vor allem auch mit unserer Selbsteinschätzung, unserem Selbstbild verknüpft und damit nicht zu trennen von unserer Persönlichkeit und unserer Lebensgeschichte.

Ausgebrannt: Burnout

Wer von sich sagt, er leide unter Burnout, nennt meist eine Reihe von Beschwerden. Als Leitsymptom wird aber immer das Gefühl, leer und „ausgebrannt“ zu sein, auftauchen.

Dieser Zustand des „Ausgebranntseins“ hat dem Leiden seinen Namen gegeben. Doch was ist Burnout eigentlich? Bis heute gibt es keine einheitliche Definition. Was in den Medien oft als eindeutige Diagnose erscheint, ist in der Medizin immer noch Gegenstand intensiver Diskussion. Das Leiden hat es bis heute nicht als Krankheit in das Klassifikationssystem ICD 10 (siehe Kasten) geschafft. Zu uneinheitlich sind die einzelnen Beschreibungen, die man in der wissenschaftlichen Literatur findet.

In der Sprache der Medizin

Um in der Krankheitsdiagnostik eine allgemein anerkannte und einheitliche Sprachregelung zu haben, bezieht man sich heute auf das Einteilungssystem der Weltgesundheitsorganisation WHO, die „Internationale statistische Klassifikation der Krankheiten und verwandter Gesundheitsprobleme" (englisch: International Statistical Classification of Diseases and Related Health Problems in der 10. Revision, kurz ICD 10). Hier werden alle derzeit diagnostizierten Erkrankungen beschrieben, nach Symptomen, Verlauf und Schweregrad eingeteilt und mit einer Ziffer, einem Code, versehen. Auch in Deutschland werden medizinische Diagnosen nach diesem verbindlichen Einteilungssystem der WHO benannt und mit den dort genannten Ziffern versehen.

→ Erstbeschreibung

Zum ersten Mal wurde der Begriff von dem deutsch-amerikanischen Psychoanalytiker Herbert J. Freudenberger im Jahr 1974 verwendet für einen „Energieverschleiß, eine Erschöpfung aufgrund von Überforderungen, die von innen oder außen – durch Familie, Arbeit, Freunde, Liebhaber, Wertsysteme oder die Gesellschaft – kommen kann". Neben Freudenberger sind es vor allem zwei amerikanische Gesundheitspsychologinnen, Christina Maslach und Susan E. Jackson, die das gegenwärtige Verständnis prägen. Sie haben auch den am häufigsten verwendeten Burnout-Test entwickelt, das Maslach Burnout Inventory (MBI). Ein Burnout wird hier durch drei Bereiche definiert:

- Emotionale Erschöpfung (ausgelaugt, ausgebrannt)
- Depersonalisation (abgestumpft, negativ, zynisch)
- Leistungseinbußen (ineffektives Arbeiten, Selbstwertverlust, der zum Rückzug und Aufgeben führt).

Burnout als Syndrom

Wer sich in der wissenschaftlichen und populärwissenschaftlichen Literatur umsieht, findet eine unüberschaubare Anzahl von Einzelsymptomen, die alle als typisch für „einen Burnout" genannt werden. Man spricht deshalb von einem Burnout-„Syndrom".

Schon 1989 hat der Psychologe Matthias Burisch in seinem Standardwerk „Das Burnout-Syndrom. Theorie der inneren Erschöpfung“ alle bis dahin genannten und beschriebenen Symptome gesammelt und ist nach Zusammenfassung von Ähnlichem immer noch auf eine Liste von 130 Symptomen gekommen. Glücklicherweise gibt es auch eine Kurzfassung. Dort wird unterschieden in:

- Emotionale Symptome, wie Reizbarkeit, Angst, Unruhe, Schuldgefühle, Aggressivität und Gefühle der Hilflosigkeit
- Kognitive Symptome, wie Selbstzweifel, Konzentrationsstörungen und Gedächtnisstörungen
- Motivationale Symptome, wie Resignation, Verlust jeglicher Motivation, Zynismus, Demoralisierung, Lustlosigkeit
- Verhaltensbezogene Symptome, wie vermehrtes Risikoverhalten, sozialer Rückzug, Leitungsminderung, vermehrter Konsum von Nikotin, Alkohol, Beruhigungstabletten, Aufgabe aller Freizeitaktivitäten
- Körperliche Symptome, wie Neigung zu Infektanfälligkeit, Schlafstörungen, körperliche Erschöpfung, Müdigkeit, Magen-Darm-Beschwerden, unbestimmte Schmerzen.

Burnout und beruflicher Stress

Einigkeit besteht darüber, dass es sich bei Burnout um ein vor allem auf den Arbeitsplatz bezogenes psychisches Leiden handelt. Schon früh wurde Burnout als ein spezifisches Problem von in Sozialberufen arbeitenden Menschen definiert, die sich in ihrer Arbeit verausgaben und doch keinen Dank, keine Anerkennung und oft auch keinen sichtbaren Erfolg erleben. Diese Bezogenheit auf die berufliche Verausgabung ist heute immer noch ein wesentlicher Bestandteil jeder Burnout-Definition, wobei inzwischen aber nicht nur Sozialberufe als typische „Burnout“-Berufe gelten. Die berufliche Situation kann dann zu einem Risikofaktor werden, wenn der, der sich in seiner Arbeit verausgabt, erschöpft, wenig Einflussmöglichkeit und Entscheidungsspielräume erfährt, wenig Kontrolle über die eignen Arbeitsabläufe hat und zu wenig Anerkennung und „Gratifikation“ erhält – kurz: wenn ein Missverhältnis zwischen Verausgabung und Erfolg herrscht.

Phasenmodelle des Burnout

Immer wieder werden einzelne durchaus unterscheidbare und auch fast gesetzmäßig aufeinanderfolgende Burnout-Phasen beschrieben und als typisch für eine Burnout-Entwicklung betont. Solche Phasenmodelle sind wissenschaftlich jedoch nicht erwiesen. Was man aber immer beobachten kann, ist eine Veränderung und Zunahme der einzelnen Symptome, wenn „der Stress“ nicht aufhört, der Dauerstress also anhält. Das heißt:

Burnout ist ein Leiden, das häufig mit beruflicher Überforderung oder Selbstüberforderung beginnt. Bei gleichzeitiger emotionaler und sozialer Belastung am Arbeitsplatz stehen zunächst vor allem Müdigkeit und Erschöpfung im Vordergrund. Nach

Nicht jede Erschöpfung führt zwangsweise zu einer Depression. Und umgekehrt: Viele depressive Menschen sind nicht erschöpft.

und nach kommen weitere körperliche – genauer psychosomatische – Symptome hinzu wie:

- Neigung zu Infektanfälligkeit
- Schlafstörungen
- Magen-Darm-Beschwerden
- unbestimmte Schmerzen

Mit zunehmendem Schweregrad steigt die Wahrscheinlichkeit an, dass gleichzeitig zum Burnout auch eine behandlungsbedürftige Depression vorliegt. Manchmal wird eine solche Depression dann Erschöpfungsdepression genannt. Mit diesem Begriff wird betont, dass der Depression eine Erschöpfung vorausging, die lang andauernd, ohne Erholungsmöglichkeit und ohne Aussicht – besser ohne Zuversicht und Hoffnung – auf Besserung schließlich zur Depression führte (siehe ab Seite 29).

Die Diagnose von Burnout

Bis heute gibt es weder eine verbindliche Definition noch verbindliche Diagnosekriterien für die Feststellung eines Burnouts.

In Betracht gezogen werden kann eine Burnout-Diagnose – folgt man der Definition von Maslach und Jackson (Seite 19) -, wenn zu dem Leitsymptom einer andauernden Erschöpfung und verschiedenen psychosomatischen Beschwerden eine innere Distanzierung von der Arbeit und eine Reduzierung der beruflichen Leistung hinzukommen. Die Schwierigkeit: Im ICD 10 (siehe Kasten auf siehe Seite 19) erscheint ein Burnout nicht als Krankheit mit eigener Ziffer.

Die Diagnose Burnout ist eine Rahmen- oder Zusatzdiagnose und wird im ICD 10 als „Ausgebranntsein" und „Zustand der totalen Erschöpfung" mit dem Diagnoseschlüssel Z73.0 versehen. Damit gehört es zum (übergeordneten) Abschnitt Z73, in dem verschiedene „Probleme mit Bezug auf Schwierigkeiten bei der Lebensbewältigung" zusammengefasst werden. Genannt werden hier neben dem „Ausgebranntsein" (Burnout) unter anderem „Mangel an Entspannung oder Freizeit", „sozialer Rollenkonflikt", „Stress" und „Zustand der totalen Erschöpfung". So beschrieben erscheint die Diagnose nicht als Krankheit, sondern allenfalls als Beschreibung und Bezifferung von Risikofaktoren für eine Erkrankung im Sinne des ICD 10.

Das hat weitreichende Konsequenzen: Da nur die Behandlung von definierten Krankheiten zum Leistungskatalog der Krankenkassen gehört, wählen viele Ärzte andere Diagnosen, um die Übernahme der Therapiekosten durch die Versicherung zu sichern. Sie werden also oft andere Bezeichnungen (zum Beispiel Depression, Angststörung oder Anpassungsstörung) finden. Vielleicht klingt dies dem, der ausgebrannt, erschöpft, ohne Antrieb und Engagement und „völlig am Ende" ist, wie reine Wortspielerei. Kann es ihm nicht egal sein, wie sein „Ausgebranntsein" genannt wird? Nein! Die meisten Psychiater warnen davor, Menschen, die „nicht mehr können", vorschnell mit einer Diagnose abzuspeisen, ohne genauer nachzuhaken. Die Gefahr einer Fehldiagnose und damit einer Überbewertung der Beschwerden auf der einen Seite oder ihrer Verharmlosung auf der anderen ist zu groß.

Genau abgrenzen: Erschöpfung – Burnout – Depression

Die Diagnose Burnout setzt eine exakte Differentialdiagnose voraus, das heißt, es muss eine klare Abgrenzung stattfinden:

- auf der einen Seite zur normalen – gesunden – Erschöpfung,
- auf der anderen Seite zur Depression..

Zwei Faustregeln können erste Hinweise liefern:

- Erschöpfte Menschen können sich erholen. Ein Burnout dagegen bringt mit sich, dass diese Erholungsmöglichkeiten verloren gegangen sind.
- Menschen, die unter Burnout leiden, können sich Aktivitäten ausmalen, die ihnen Spaß machen würden, wenn sie nicht so erschöpft wären. Depressive Menschen können sich so etwas gar

---

Nicht jeder Burnout führt in eine Depression. Und: Eine Depression darf nicht in eine Burnout-Erkrankung „umetikettiert" werden, um den Betroffenen vor einer befürchteten Stigmatisierung zu schützen. Das Risiko, das eine unbehandelte Depression birgt, ist zu groß!

nicht mehr vorstellen. Ihre depressive Stimmung, die Niedergedrücktheit und Niedergeschlagenheit lassen dies nicht mehr zu.

Freude, Spaß, Interesse nicht einmal mehr denken können, für sich ganz auszuschließen, ist das Hauptkriterium, wenn es darum geht, eine Depression von einem Burnout zu unterscheiden.

Burnout oder Depression oder beides?

Ein Burnout-Zustand ist – so soll es auch die Ziffer Z im ICD-10 deutlich machen – zwar (noch) keine Krankheit, also etwa eine Depression. Er kann jedoch zu einer Krankheit, zum Beispiel einer Depression führen oder von einer Depression begleitet sein. Umgekehrt kann sich auch eine Depression mit den Symptomen, über die Burnout-Patienten klagen, ankündigen. Das heißt: Wenn sich Menschen im Sinne eines Burnout ausgebrannt fühlen, ist das oft ein Symptom einer Depression, deren Auslöser im beruflichen Stress liegen kann, aber häufig aus ganz anderen Lebenszusammenhängen stammt.

In diesen Fällen wird Burnout zu einer Ausweichdiagnose, die vielleicht für manche leichter zu ertragen ist als die Diagnose Depression. Aber das ist gefährlich. Warum? Depressiven Menschen nur zu raten, einfach mal zu entspannen, mehr zu schlafen und endlich wieder Urlaub zu machen, ist

Checkliste

Was ist Burnout, was ist Depression?

Ein Burnout und eine Depression sind nicht ein und dasselbe. Sie müssen voneinander abgegrenzt werden.

- ☐ Ein Burnout kann, muss aber nicht in eine Depression münden.
- ☐ Eine Depression kann Menschen (auch beruflich) in einen chronischen Erschöpfungszustand geraten lassen.
- ☐ Menschen können sowohl an einer Depression als auch an einem Burnout leiden.
- ☐ Eine Depression darf nicht Burnout im Sinne von „Depression der (eigentlich) Leistungswilligen" genannt werden
- ☐ Ein Burnout darf nicht Depression genannt werden, wenn der Betroffene nicht unter den Leitsymptomen der Depression (in erster Linie Freudlosigkeit) leidet.

Die Abgrenzung hat Konsequenzen für die Behandlung.

im günstigsten Fall wirkungslos, häufig aber schädlich. Entspannung zu fordern, wo diese nicht möglich ist, setzt unter Druck. Langer Schlaf kann die Symptome einer Depression verschlimmern, und eine „Auszeit" schafft Zeit für noch mehr Grübeln, Selbstvorwürfe und Versagensängste. Auf jeden Fall verhindert die Fehldiagnose eine notwendige und adäquate Behandlung der Depression, deren genaue Abklärung noch stattfinden muss.

Die Behandlung von Burnout

Bisher fehlen wissenschaftlich begründete – sogenannte evidenzbasierte – Therapieempfehlungen.

Wer sich auf die Suche nach einer Burnout-Therapie macht, wird feststellen: Die jeweils empfohlene Therapie des Burnout-Syndroms hängt wesentlich davon ab, als was Burnout verstanden wird, ob als eigenständiges Krankheitsbild, als Vorstufe einer Depression oder als mit einer Depression zusammenhängende andere Krankheit, was für Hilfesuchende verwirrend sein kann.

Eine zweite Schwierigkeit, sich auf dem Markt der Therapieempfehlungen zurechtzufinden, ergibt sich daraus, dass oft nicht zwischen Burnout-Intervention, Burnout-Therapie oder Maßnahmen zur Vorbeugung oder Linderung von Stress bzw. stressbedingten Krankheiten unterschieden wird und ob sich die Behandlungsempfehlungen als Prävention, Therapie oder „gute Ratschläge zur stressreduzierten Lebensführung" verstehen. Zudem werden oft gleichartige oder ähnliche Empfehlungen und Behandlungsvorschläge unterschiedlich etikettiert, was die richtige Wahl erheblich erschwert.

→ Unterschiedliche Therapieansätze

Das Angebot auf dem Markt der Therapieangebote reicht von Ernährungsempfehlungen und Diäten über verschiedenste naturheilkundliche Methoden, Entspannungs- und Achtsamkeitstherapien, Anleihen bei fernöstlichen Meditationsübungen bis hin zu psychopharmakologischen und psychotherapeutischen Therapieempfehlungen. Von guten Ratschlägen, den beruflichen Stress einfach zu verringern, die gesamte Lebensführung zu entschleunigen und einfach weniger perfekt sein zu wollen bis hin zu langen stationären psychosomatischen Therapieangeboten, die wiederum ganz unterschiedliche Konzepte von körpertherapeutischen Verfahren bis hin zu ausgefeilten Psychotherapien nach auf Burnout-Zustand zugeschnittenen Manualen in unterschiedlicher Gewichtung vorhalten, ist alles vorhanden.

Grundsätzlich lassen sich zwei verschiedene Strategien unterscheiden, nämlich solche, die auf Entspannung, Erholung und Symptomlinderung setzen, und solche, die – auch vorbeugend – darauf abzielen, den Betroffenen einen besseren Umgang mit den sie belastenden (Arbeits)anforderungen, ihrem „Stress", zu ermöglichen.

Denn der Erwerb einer sogenannten Stressbewältigungskompetenz ist mehr als das Beherrschen einer oder mehrerer Entspannungstechniken, die in kurzen Entspannungstrainings erworben werden könnten. Bessere Erfolge versprechen verschiedene ausgefeilte komplexe Stressbewältigungsprogramme, die weit mehr sind als Burnoutbehandlung und Prävention.

Stressbewältigungstraining

Da jeder Burnout-Zustand definitionsgemäß als Folge einer lang andauernden emotionalen und sozialen Belastung am Arbeitsplatz gilt, steht am Anfang nicht nur eine Analyse der (objektiven) Arbeitssituation, sondern auch, ob und – wenn ja – wie und warum sie als belastend erlebt wird, warum und wie sie zum Stress für den Einzelnen geworden ist.

Es genügt also nicht, bei den jeweiligen Stressoren des Arbeitsplatzes stehen zu bleiben. Die objektive Arbeitsplatzsituation ist nur ein mehr oder weniger starker Risikofaktor. Nicht jeder Risikofaktor löst jedoch bei jedem und in jeder Situation die gleiche Erschöpfung aus. Die Frage, die sich jeder stellen muss, ist also nicht nur, was erschöpft mich, sondern warum bedeutet diese oder jene Situation mit ihrer Anforderung so großen Stress für mich, dass ich „auszubrennen" drohe. Was ist mein Anteil, was sind meine „Stressverstärker" – auch vor dem Hintergrund innerer Konflikte und früherer Erfahrungen. Die Bearbeitung dieser Fragen ist Gegenstand einer Psychotherapie, eventuell auch einer Körperpsychotherapie, die dann weit mehr ist als reine Burnout-Behandlung.

Psychotherapie

Manchmal ist es nicht einfach, die eigenen Bewertungen der beruflichen (und privaten) Stressoren auf ihren Realitätsgehalt hin zu überprüfen und gegebenenfalls infrage zu stellen. Aber dies ist ein wichtiger Bestandteil jeder Psychotherapie. Denn wer unter einem Burnout leidet, sollte sich folgende Ziele setzen:

- Herausfinden, warum es zum Burnout gekommen ist
- Einen besseren Umgang mit Stressoren (nicht nur) am Arbeitsplatz finden
- Seine bisherigen Einstellungen und Verhaltensweisen hinterfragen
- Ressourcen (Kraftquellen) mobilisieren, um eine Stabilisierung zu ermöglichen und Rückfälle zu vermeiden.

Diese Ziele erreicht man durch eine Psychotherapie, die „den Stress" am Arbeitsplatz auf eigene Belastungsfaktoren hin analysiert, aber auch die Persönlichkeitseigenschaften, die möglicherweise anfällig für Überengagement, übergroßen Ehrgeiz und berufliche Verausgabung machen, nicht außer Acht lässt.

Und Medikamente?

Eine medikamentöse Behandlung des Burnout gibt es nicht.

An erster Stelle stehen Beratung, Coaching, Verhaltenstraining und Psychotherapie, wobei die Grenzen fließend sind. Nur im Einzelfall können vorübergehend Medikamente zur Linderung quälender Symptome wie Schlaflosigkeit, Schmerzen im Bereich des Muskel- und Skelettsystems, Ängstlichkeit und innere Unruhe eingesetzt werden. Auf keinen Fall dürfen, um drohende Leistungseinbußen zu vermeiden, Stimulanzien und sogenannte Neuroenhancer wie zum Beispiel Aufputschmittel (auch Koffein in hoher Menge!), Amphetamine, Designerdrogen oder Medikamente, die bei ADHS-Syndrom ihren Sinn machen, eingenommen werden. Möglicherweise lässt sich dadurch zwar eine kurzfristige Leistungssteigerung erreichen. Die Erschöpfung nimmt jedoch zu. Das „Ausbrennen" beschleunigt sich.

Medikamente müssen dann verschrieben werden, wenn zum Burnout-Syndrom andere Krankheiten dazugekommen sind und diese eine medikamentöse Behandlung notwendig machen. Dies gilt für körperliche wie für psychische Begleiterkrankungen. Die Dauererschöpfung, das Ausgebranntsein ist ja ein Risikofaktor für viele weitere Erkrankungen, deren Anzeichen nicht einfach als Symptome des Burnout-Syndroms diagnostiziert werden dürfen. Und: Es gibt eine Vielzahl von Erkrankungen, die in ihren Beschwerden einzelnen Symptomen eines Burnout-Zustands ähneln. Zur Diagnose des Burnout gehört also immer die sogenannte Differentialdiagnose, die zur richtigen Einordnung der einzelnen Symptome führt – mit der Möglichkeit, sie danach angemessen zu behandeln.

▶ Alles darüber, wie Stress entsteht, was er bewirkt und wie Sie mit ihm umgehen können, lesen Sie im Ratgeber „Das Anti-Stress-Konzept".

Checkliste

Stressverstärkende Gedanken

Der Psychiater Aaron T. Beck, einer der Begründer der kognitiven Verhaltenstherapie (Seite 64) hat eine ganze Reihe von Einstellungen, Gedanken, Erwartungen und Bewertungen identifiziert, die erfahrungsgemäß dazu geeignet sind, Stress zu verstärken oder vielleicht sogar auszulösen. Sie werden sicher zustimmen können: Schneller und stärker in Stress gerät der,

- ☐ der immer perfekt sein muss und keine Fehler machen darf
- ☐ der immer der Beste sein muss
- ☐ der meint, alles allein erledigen zu müssen
- ☐ der immer unabhängig sein muss
- ☐ der keine Schwäche zeigen darf
- ☐ der jedem alles recht machen muss
- ☐ der von allen geliebt werden will
- ☐ der bei sich, bei anderen und überhaupt immer Fehler, Schwächen, Negatives, Bedrohliches entdeckt
- ☐ der aus einer Mücke einen Elefanten macht
- ☐ der sich, anderen und der Welt überhaupt nur Böses zutraut und überall Gefahren und Bedrohungen wittert
- ☐ der ständig grübelt, was noch alles Schlimmes passieren wird
- ☐ der alles – vor allem das Schlechte – auf sich bezieht
- ☐ der nie auf die Idee kommt, diese Einstellungen und Gedanken an der Wirklichkeit zu überprüfen.

Solche „logischen" Fehler machen wir alle hin und wieder. Manchmal helfen sie uns, Bewertungen einer Situation oder eines Ereignisses so vorzunehmen, dass wir weniger gestresst sind. In den meisten Fällen jedoch führen sie zu mehr Stress, weil sie willkürlich sind und die Realität ausblenden.

Den hausgemachten Stressverstärkern auf die Spur zu kommen und sie auf den Prüfstand zu stellen, lernt man in einer Anti-Stress-Psychotherapie.

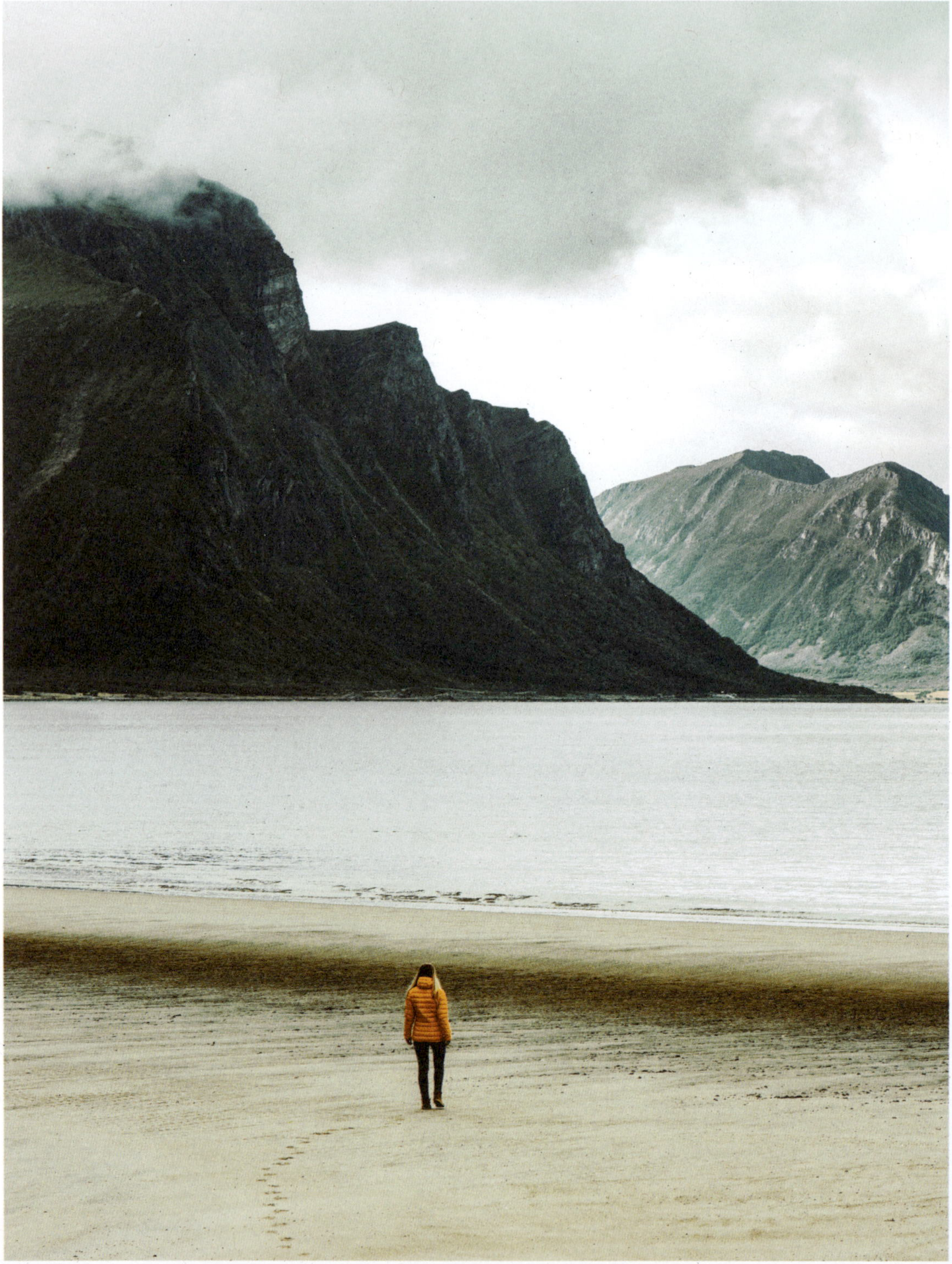

Habe ich eine Depression?

Eine Depression hat viele Gesichter. Sie zeigt sich in psychischen und körperlichen Symptomen und kann ganz unterschiedliche Verläufe nehmen. Deshalb ist es manchmal nicht einfach, sie zu erkennen.

Jeder von uns kennt „Durchhänger" – also Stunden oder Tage, an denen man zu nichts Lust hat, völlig am Ende ist und am liebsten im Bett bleiben würde. Auch schlechte Laune gehört zum Leben. Die meisten Menschen haben sie hin und wieder, sind dann irgendwie gereizt, traurig und niedergeschlagen, vielleicht ohne zu wissen warum. Aber im Grunde wissen wir, dass wir dem, was uns die Stimmung verdorben hat, nicht einfach ausgeliefert sind. Und wir wissen: Morgen ist ein neuer Tag!

Eine Depression dagegen ist mehr als ein vorübergehendes Stimmungstief oder nachvollziehbare Trauer. Sie ist auch mehr als allgemeine Antriebslosigkeit infolge von Erschöpfung und Ausgebranntsein. Depressionen ziehen den ganzen Menschen in Mitleidenschaft: Sie verändern Denken, Fühlen und Erleben.

Neben den auftretenden Beschwerden bestimmen auch Schweregrad, Dauer und Verlauf die Einordnung und Behandlung einer depressiven Erkrankung.

Schlechte Laune oder depressiv?

Unsere Stimmung hängt von vielen Faktoren ab. Sie verändert sich abhängig davon, ob wir hungrig oder satt sind, müde oder ausgeschlafen, körperlich fit oder angeschlagen.

Unsere Stimmung wird auch beeinflusst durch das, was wir zu uns nehmen. Wir kennen die Wirkung von Alkohol, Nikotin, Koffein und die erwünschten oder unerwünschten Wirkungen von Medikamenten. Auch sie beeinflussen unsere Stimmung. Auch manchen Nahrungsmitteln wird eine Wirkung auf unsere Stimmung zugeschrieben. Denken Sie nur an den guten Ruf der Schokolade! Wir merken manchmal, dass unsere Stimmung auch vom Wetter abhängig sein kann: Wir machen ein Gesicht wie drei Tage Regenwetter, wenn alles grau in grau ist, und genießen gut gelaunt die (stimmungs)aufhellende Wirkung der Sonne.

Was uns verstimmt

Natürlich kennt jeder Mensch die Wirkung von Ereignissen auf unsere Stimmung und auf unsere Gefühlslage. Dabei ist es nicht das Ereignis an sich, das unsere Stimmung macht, sondern das, was es für uns bedeutet, womit wir es verbinden und welche Gefühle es auslöst und welche Gedanken wir uns darüber machen. Als „unser Erlebnis" hebt es unsere Stimmung oder schlägt sie nieder. Auch reine Gedanken können Stimmungsmacher sein. Denke ich an etwas Schönes, bin ich gut gelaunt und freue mich, grüble ich über Beunruhigendes, werde ich niedergeschlagen, traurig und ängstlich. Ich schlage mich auch nieder durch Selbstzweifel, Selbstvorwürfe und Schuldgefühle.

Nur wenige Menschen sind vor solchen Gedanken gefeit – und die sind wahrscheinlich nicht die angenehmsten Zeitgenossen. Kurz: Unangenehme Gefühle wie Trauer, Niedergeschlagenheit, Angst, Zweifel und Pessimismus gehören zu unserer emotionalen Grundausstattung ebenso wie die angenehmen: Freude, Stolz, Zuversicht, Zufriedenheit, Heiterkeit, Fröhlichkeit. Die ganze Bandbreite der Gefühle und Stimmungen zur Verfügung zu haben, also „emotional passend" auf die Welt, die ja nicht nur rosig ist, reagieren zu können und „mitschwingen" zu können, ist ein Zeichen psychischer Gesundheit.

Nicht immer ist uns das so klar, was alles durch dieses oder jenes Ereignis in uns zum Schwingen gebracht wurde und unsere

Stimmung verändert hat. Dies gilt für gute wie für schlechte Laune, Hochstimmung und Niedergedrücktheit. Meistens wissen wir aber, warum wir gerade so oder so „drauf" sind. Auf jeden Fall vertrauen wir, wenn wir uns schlecht fühlen, lustlos und niedergeschlagen sind, darauf, dass das augenblickliche Stimmungstief bald wieder vorbei sein wird.

Wenn Niedergeschlagenheit nicht vergeht

Ganz anders sieht es jedoch aus, wenn Niedergeschlagenheit und Lustlosigkeit nicht vorübergehen, sondern durchgängig bestehen und über Wochen anhalten. Von einem einfachen „Durchhänger" kann auch nicht mehr gesprochen werden, wenn Antriebslosigkeit und Erschöpfung immer mehr zunehmen und Erholung nicht mehr möglich ist.

Also: Wenn Ihre Niedergeschlagenheit zur allgemeinen Freudlosigkeit geworden ist, Sie alles nur noch schwarzsehen können, Sie gar kein Interesse mehr für etwas aufbringen können, Sie nur noch müde und erschöpft sind und sich zu nichts mehr aufraffen können, dann ist tatsächlich zu befürchten, dass Sie an den Symptomen einer Erkrankung leiden. Und das bedeutet, dass es nicht so weitergehen kann, darf – und auch nicht muss!

Anzeichen einer Depression

Depressionen sind Störungen, die den ganzen Menschen in Mitleidenschaft ziehen.

Spricht man von einer Depression, meint man kein vorübergehendes Stimmungstief und keine nachvollziehbare Trauer. Eine Depression ist auch nicht einfach eine allgemeine Antriebslosigkeit als Folge von Erschöpfung und Ausgebranntsein. Wer depressiv ist, ist niedergedrückt (depressus (lat.)=niedergedrückt), niedergeschlagen, und das meint nicht nur: seine Stimmung ist niedergedrückt. Depressionen sind zwar Gemütskrankheiten oder – wie man heute sagt – affektive Störungen, betreffen jedoch nicht nur das Gemüt, beziehungsweise die Affekte. Depressionen drücken den ganzen Menschen nieder. Sie verändern Denken, Fühlen, Erleben, Antrieb und Motivation und sie „drücken" auch den Körper: Die vegetativen Funktionen – also

HÄTTEN SIE'S GEWUSST?

Depressionen gehören zu den häufigsten Krankheiten. Fast jeder Fünfte – Frauen sogar noch häufiger – muss damit rechnen, mindestens einmal im Leben davon betroffen zu sein.

Insgesamt leiden in Deutschland pro Jahr durchschnittlich 8 Prozent der Bevölkerung an depressiven Symptomen.

Nach einer Bewertung der Weltgesundheitsorganisation (WHO) belasten Depressionen das Leben der Betroffenen wesentlich stärker als andere Erkrankungen, auch als körperliche Erkrankungen wie Diabetes und Herz-Kreislauf-Erkrankungen.

Jede unbehandelte Depression bedeutet ein hohes Risiko. Man schätzt, dass 10 bis 15 Prozent der Patienten, die an einer schweren Depression leiden, die nicht behandelt wird, ihrem Leben selbst ein Ende setzen.

die vom Willen unabhängigen Funktionen, die das innere Gleichgewicht regeln, sind gestört und heruntergefahren.

Deshalb zeigen sie sich auch in vielen verschiedenen Symptomen, dem depressiven Syndrom, also einer ganzen Ansammlung von Symptomen (siehe Seite 38)

Gefangen im Stimmungstief

Die depressive – niedergedrückte – Stimmung ist das wesentliche Symptom der depressiven Störung. Der Begriff Depression bezieht sich auf dieses Niedergedrücktsein (lateinisch: deprimere = niederdrücken). Depressive Menschen sehen, erleben, fühlen und empfinden alles wie durch eine dunkle Brille. Durch sie erscheint alles grau in grau. Kontraste zwischen einzelnen Gefühlen werden nicht mehr wahrgenommen. Alles verschwimmt zu einem einzigen Einerlei. Manchmal tritt diese niedergedrückte Stimmung wie aus heiterem Himmel auf. Menschen, die solches mitmachen, schildern Gefühle, als sei in ihrem Kopf ein Schalter umgelegt worden. Bei anderen wiederum verschlechtert sich eine leichte traurige Verstimmtheit, die durch ein äußeres Ereignis ausgelöst wurde, immer mehr. Es gibt auch Menschen, die eine niedergedrückt-depressive Stimmungslage als Grundbefindlichkeit ihres Lebens beschreiben. Sie können sich nicht erinnern, dass es jemals anders gewesen ist.

Ohne Freude

Depressive Menschen können sich nicht mehr freuen. Diese Freudlosigkeit betrifft alle Lebensbereiche, einfach alles, auch das, was bisher Freude, Spaß, Zufriedenheit, Genuss, Glücksgefühle ausgelöst hat – das gilt für alltägliche Genüsse wie ein gutes Essen, vertraute Alltagsvergnügen und Hobbys, ebenso wie für die Sexualität und für den früher so beglückenden Umgang mit Kindern oder Enkeln, oder allgemeiner: gute Gespräche, Musik oder Naturerlebnisse. Über nichts und niemanden können die Betroffenen sich freuen, nichts können sie genießen, nichts kann sie aufheitern, und dieser Zustand hält an – Wochen und Monate.

Schuldig und wertlos

Depressionen zeigen sich oft an ganz bestimmten Denkinhalten und für die Depression typischen Themen: Schuld, Sünde, Schmutz und Armut. Die vermeintliche Gewissheit, schuldig geworden zu sein, belastet viele depressive Menschen. Sie neigen dazu, sich selbst Fehler und Versäumnisse vorzuwerfen und sich immer als den Schuldigen zu sehen – und dies auch in Situationen, in denen sich die Frage einer Schuld nicht stellt. Religiös gebundene Menschen erleben ihre (vermeintliche) Schuld häufig als Sünde. Ein anderer quälender Denkinhalt ist die Befürchtung, arm zu werden. Kaufverträge oder sonstige finanzielle Transaktionen werden rückgängig gemacht, auch wenn die Folgen denkbar ungünstig sind. Ein weiterer häufiger Inhalt des depressiven Denkens ist die Angst, schmutzig zu sein oder unsauber zu riechen. Waschzwänge können die Folge sein.

Schuld, Sünde, Armut, Unsauberkeit: Wie symptomatisch für die Depression diese Themen und wie wenig realitätsgerecht die damit verbundenen Befürchtungen und Selbstbeschreibungen sind, wird daran deutlich, wie sehr sich die Selbstvorwürfe und Ängste bei unterschiedlichen Menschen gleichen und wie wenig sie oft mit dem Alltag der Betroffenen zu tun haben.

Grüblerisch und ohne Konzentration

Angehörigen, Freunden, Kollegen und vor allem den Betroffenen selbst fällt auf: In einer depressiven Phase funktioniert das Denken nicht mehr wie früher. Die depressive Hemmung macht es langsamer, zäher, einfallslos. Aufmerksamkeit, Konzentrationsfähigkeit und Gedächtnis lassen nach. Die Gedanken beginnen, sich um immer dieselben Probleme zu drehen. Viele depressive Menschen klagen auch über eine „zunehmende Leere im Kopf". In der Depression werden auch Entscheidungen zu einer Überforderung. Das Abwägen aller Wenn und Aber, das Mitbedenken aller Folgen und Folgeschäden einer möglicherweise falschen Entscheidung können sich endlos ausweiten. Einfach Ja oder Nein zu sagen, auch mit dem Risiko, vielleicht nicht optimal entschieden zu haben, ist depressiven Menschen nicht möglich. Die Angst vor dem Fehler, vor einem Versagen, vor Schuld, aber auch ihr eigener Perfektionismus hindern sie daran.

Von Angst gequält

Viele depressive Menschen leiden unter Angst. Manchmal ist dies eine unbestimmte allgemeine Angst ohne konkreten Inhalt oder eine diffuse Zukunftsangst. Es gibt aber typische depressive Ängste, die mit den typischen depressiven Denkinhalten zusammenhängen. Da ist die Angst zu versagen, schon immer versagt zu haben und auch in Zukunft nur versagen zu können, oder die Angst, unkorrigierbare Fehler gemacht zu haben und schwere Schuld auf sich geladen zu haben. Die meisten depressiven Menschen haben Verlustängste. Sie befürchten, von ihren Angehörigen verlassen zu werden oder sie durch Tod zu verlieren. Quälend ist dann vor allem die Angst vor der Einsamkeit.

Ohne Antrieb

Menschen mit einer schweren Depression sind freudlos, lustlos, hoffnungslos, energielos, mutlos, gefühllos, antriebslos, interesselos. Dieser Zustand macht eine Depression zur Krankheit der „– losigkeit": Zur Freudlosigkeit, Wertlosigkeit, Aussichtslosigkeit kommt Interesselosigkeit, Antriebslosigkeit. Die Antriebsminderung ist wie eine Handbremse, die nicht zu lösen ist, oder wie ein bleiernes Gewicht, das nicht nur jede körperliche Bewegung, sondern auch jede geistige Beweglichkeit lähmt. Dieser Verlust der Lebensenergie macht es depressiven Menschen schwer oder gar unmöglich, ihren Alltag zu meistern.

Gefühllos und erstarrt

Schlimmer noch als alle „negativen" Gefühle ist jedoch der Verlust jeglicher Gefühle. Alle Gefühle, nicht nur Freude, Heiterkeit, Zuversicht und Hoffnung sind abhandengekommen. Nicht einmal traurig sein, nicht mehr weinen können – das ist – so beschreiben es schwer depressive Menschen – noch quälender als die Gefühle der Trauer und Verzweiflung. Das „Gefühl der Gefühllosigkeit", wie es ein bekannter Psychiater einmal genannt hat, fühlt sich an wie Erstarrung und Leblosigkeit. Wer so nichts mehr fühlen kann, hat auch die emotionale Erinnerung,

Die Depression macht hoffnungslos und alles aussichtslos. Sie lässt alles schwarzsehen wie durch eine dunkle Brille: sich selbst (ich bin nichts wert, ich kann nichts, ich bin an allem schuld) und die Welt um sich herum (nichts kann mehr gut werden).

einmal gefühlt zu haben, und die Hoffnung, jemals wieder fühlen zu können, wieder „lebendig" zu werden, verloren.

Ohne Lust

Bei fast allen depressiv Erkrankten führt die Depression zu einem Nachlassen des Interesses an Sexualität (der Libido) und zu einer Beeinträchtigung sexueller Funktionen. Dazu gehören Trockenheit der Schleimhäute, Schmerzen beim Geschlechtsverkehr, Erektionsschwierigkeiten, aber auch die mangelnde Fähigkeit, überhaupt noch Lust zu empfinden oder einen Orgasmus zu erleben. Sexuelle Fantasien sind ebenfalls nicht mehr möglich. Die Unfähigkeit, Sexualität genießen zu können, bedeutet für viele depressive Menschen einen weiteren „Beweis", nie mehr Freude und Lust empfinden zu können, der Partnerin/dem Partner nicht mehr zu genügen. Dies nagt an ihrem ohnehin beeinträchtigten Selbstwertgefühl.

Schlaflos

Nicht ein- oder durchschlafen zu können gehört zu den ersten und häufigsten depressiven Symptomen. Es sind nicht nur die schwarzen Gedanken, die depressive Menschen daran hindern einzuschlafen oder sie nachts aufschrecken lassen und ein Wiedereinschlafen unmöglich machen. In der Depression funktionieren die biologischen Rhythmen, denen wir unterliegen, nicht mehr. Die innere Uhr ist verstellt. Dazu gehört auch die Regulation des Schlaf-Wach-Rhythmus. Schlafstörungen können den gesamten Verlauf der depressiven Phase begleiten.

Aber nicht nur der gestörte Schlaf ist ein Hinweis auf eine Störung der inneren Rhythmen. Viele depressive Menschen schildern, dass ihre Stimmung, ihr Antrieb, aber auch ihre Gedanken deutlichen Schwankungen unterworfen sind, die typischerweise an die Tageszeit gebunden sind. Sie berichten, dass sie in den späten Nachmittagsstunden eine Erleichterung verspüren und sich oft am Abend richtig wohlfühlen. Die Depression scheint wie verflogen, die Betroffenen haben den Eindruck einer Besserung und sind optimistisch. Leider ist dies nicht von Dauer. Am nächsten Morgen erwachen sie in derselben verzweifelten Stimmung des Vortags, und die Besserung des vorangegangenen Abends ist nicht einmal mehr in der Erinnerung lebendig. Wieder ist alles ohne Zukunft und grau.

Manche – ein kleinerer Teil der Betroffenen – leiden unter genau umgekehrten Tagesschwankungen: Bei ihnen ist der Morgen noch hell und optimistisch, während sich gegen Abend alles wieder allmählich zu verdüstern beginnt.

Appetitlos

Die meisten depressiven Menschen haben keinen Appetit – und nicht einfach, weil eben nichts mehr schmeckt. Der mangelnde Appetit ist eine Folge der gestörten inneren Regelkreise. Eine ungewollte Gewichtsabnahme ist die Folge. Die reduzierte Ernährung lässt die Betroffenen krank aussehen: Sie wirken apathisch, die Gesichtszüge sind schlaff, das Haar ist glanzlos, die Haut stumpf. Auf der anderen Seite regulieren viele ihre Stimmung und eben auch ihre depressive Stimmung durch Essen und noch mehr Essen. Nicht umsonst kennt die deutsche Sprache das Wort Kummerspeck.

Erschöpft

Das Gefühl, ausgebrannt, unendlich müde und erschöpft zu sein, ist vielen depressiv Erkrankten bekannt. Der Begriff Erschöpfungsdepression, der früher sehr häufig verwendet wurde, meint solche Zustände (siehe Seite 21). Erschöpfung ist aber zugleich auch ein Symptom jeder anderen Depression. Die Spannkraft ist verloren, jede Tätigkeit strengt übermäßig an und führt zu vorschneller Ermüdung. Der Versuch, gegen die „Handbremse" der Antriebshemmung aktiv zu werden, strengt an. Die Erschöpfung kann so weit gehen, dass depressive Menschen das Bett nicht mehr verlassen oder sich in abgedunkelte Räume zurückziehen, ohne aber – aufgrund der depressiven Schlafstörung – Erholung durch einen gesunden Schlaf zu finden.

Körperlich angegriffen

Depressive Menschen klagen häufig über Mundtrockenheit, Trockenheit und Brennen der Zunge und der Nasenschleimhaut. Die Tränensekretion kann ebenfalls vermindert sein. Dies erklärt den oft glanzlosen und verschleierten Blick, wie er auf vielen Abbildungen des Depressiven oder Melancholikers wiedergegeben ist. Manche leiden auch unter Hitzewallungen und starkem Schwitzen, aber auch das Gegenteil, eine Minderung der Schweißsekretion, ist möglich. Viele leiden unter Beschwerden des Magen- und Darmtrakts. Neben ganz typischen Schmerzen in der Magengrube und häufigem Aufstoßen klagen die Betroffenen häufig über wechselnde Schmerzen im Oberbauch oder über Druck- und Ringgefühle, die sich über den gesamten Bauch erstrecken. Oftmals kommt es zu Übelkeit, Brechreiz und Verstopfung oder – allerdings selten – zu Durchfall.

Depressive Menschen lassen sich durch körperliche Signale beunruhigen: Sie spüren zum Beispiel ihr Herz immer deutlicher, haben das Gefühl, es schlage nicht mehr gleichmäßig oder schlage ihnen „bis zum Hals". Sie leiden unter einem Engegefühl in der Brust. Auch Stiche, Brennen und ziehende Schmerzen in der Herzgegend werden genannt.

Das Engegefühl im Brustbereich kann so stark sein, dass die Betroffenen sich beim Atmen behindert fühlen. Sie meinen, nicht mehr tief einatmen zu können, nicht mehr genügend Sauerstoff zur Verfügung zu haben, klagen über „Lufthunger". Die Atmung beschleunigt sich, wird flach. Körperliche Aktivität wird anstrengend. Häufig sind Spannungs- und Druckgefühle im Kopf.

Hier gleicht der Schmerz einem Engegefühl, als sei ein Ring um den Kopf gelegt, dessen Druck immer spürbar ist. Besonders Frauen beklagen ein Spannungsgefühl der Kopfhaut oder starken Juckreiz am Kopf. Daneben kommt es zu schmerzhaften Verspannungen der Muskulatur der Halswirbelsäule und der Schultern. Nicht selten ist ein „Globusgefühl": Die Betroffenen haben das Gefühl, etwas im Hals mache das Schlucken unmöglich. Viele depressive Menschen klagen über nicht genau zu lokalisierende oder auch wandernde Schmerzen und Störungen des Befindens.

Immer in Angst, wirklich ernsthaft krank zu sein

Viele depressive Menschen waren es bisher gewohnt, Krankheit ausschließlich als Störung von Körperfunktionen zu erleben und die Ursache für krankhafte Veränderungen, die sie an sich bemerken mussten, nur als Symptom einer körperlichen Krankheit zu interpretieren. Deshalb konzentrieren sich viele gerade zu Anfang auf die körperlichen Begleitsymptome oder ihre Erschöpfung und das körperliche Gefühl, „nicht mehr zu können". Dies kann so weit gehen, dass sie die Beschäftigung damit ins Zentrum ihres Denkens stellen. Ihre (depressive) Niedergeschlagenheit, ihr Pessimismus und die Hoffnungslosigkeit lassen sie dann zu der Überzeugung kommen, an einer schweren, unheilbaren Krankheit zu leiden. Die Ärzte haben für diese Veränderung des Erlebens des eigenen Körpers den Begriff „Hypochondrie" geprägt. Er besagt, dass eine sachlich nicht begründete, aber beharrlich existierende Sorge um den eigenen Körper besteht. Eine solche Hypochondrie darf nicht mit Simulation, also dem bewussten Vortäuschen körperlicher Erkrankungen, verwechselt werden. Sie ist nicht wie diese eine gespielte Krankheit, sondern ein ernstzunehmendes Symptom. Die Betroffenen leiden wirklich und müssen in ihrem Leiden von den Menschen ihrer Umgebung akzeptiert werden.

„Verrückt"

Bei schweren Depressionen können sich die depressiven Denkinhalte ins Wahnhafte steigern, zum Wahn werden. Unter Wahn im Sinne psychiatrischer Terminologie wird eine objektiv falsche, oft bizarre Überzeugung verstanden, die von anderen Menschen nicht geteilt wird und deren Ursache eine Erkrankung ist. Auf dem Höhepunkt dieser Erkrankung sind die Betroffenen vom Inhalt des Wahnes überzeugt und durch Argumente nicht zu erreichen.

Auch eine Korrektur durch die Realität gelingt nicht. Depressive Wahnideen haben die für Depressionen typischen Themen zum Inhalt. Es geht also meist darum, gesündigt und unermessliche, unverzeihliche Schuld auf sich geladen zu haben, gänzlich wertlos und nichtig zu sein, mittellos zu werden oder an einer unheilbaren Krankheit zu leiden.

Suizidal

Der Wunsch, alles hinter sich zu haben, ist bei schwer depressiven Menschen häufig: Wenn ein Mensch von Gedanken des Lebensüberdrusses, der Leere und der Sinnlosigkeit gequält wird, ist das Schlussmachen (meist nicht der Tod!) oft der letzte Ausweg. Irgendwann tauchen dann Gedanken und Fantasien an die konkrete Durchführung einer Selbsttötung auf, sind nicht zu verdrängen und führen zu ersten entsprechenden Aktivitäten, wie etwa dem Sammeln von Schlaftabletten oder dem „Prüfen" von Hochhäusern. Nach und nach entsteht ein inneres Bild, eine innere Abfolge des Suizidversuchs.

Von den ersten Gedanken an Selbsttötung bis zum Versuch können im Einzelfall nur wenige Stunden vergehen. Häufig quälen sich Patienten jedoch wochen-, ja monatelang mit diesen Gedanken, kämpfen immer wieder dagegen an. Der Selbsttötungsversuch selbst geschieht oftmals aus einem Gefühl innerer Ruhe. Die Umgebung solcher Menschen hat häufig kurz vor dem Versuch den Eindruck eines Umschwungs der Depression, einer plötzlichen Besserung. Das Selbsttötungsrisiko darf nicht verharmlost werden. Man schätzt, dass 10 bis 15 Prozent aller Menschen mit schweren Depressionen sich selbst töten, wenn die Krankheit nicht oder erfolglos behandelt wird.

Entscheidend für die Diagnose

Die einzelnen Symptome des depressiven Syndroms müssen nicht immer und bei allen depressiven Menschen auftreten. Es gibt aber Leitsymptome, die es braucht, um die Diagnose „Depressive Störung" zu rechtfertigen. Es sind dies

- die depressive, gedrückte Stimmung,
- ein allgemeiner Interessenverlust und umfassende Freudlosigkeit,
- eine Verminderung des Antriebs mit erhöhter Ermüdbarkeit.

Dazu kommen meist noch weitere mehr oder weniger stark ausgeprägte Symptome:

- Gewichtsverlust oder Gewichtszunahme, stark veränderter Appetit (mehr oder weniger) fast jeden Tag,
- Ein- oder Durchschlafstörungen oder erhöhtes Schlafbedürfnis,
- im Gegensatz zu sonst verstärkte Ruhelosigkeit oder Antriebslosigkeit,
- Müdigkeit und Energielosigkeit fast jeden Tag und mehr als sonst,
- Minderung oder Verlust des sexuellen Verlangens,
- Gefühle und Gedanken, selbst wertlos oder schuldig zu sein, fast jeden Tag,
- Konzentrationsstörungen und Verlangsamung des Denkens, Unfähigkeit, Entscheidungen zu treffen, und Entschlusslosigkeit,
- wiederkehrende Gedanken an den Tod, wiederholte Selbsttötungsfantasien und -pläne.

Kriterien für die Einordnung einer Depression

Neben der Frage nach den Symptomen ist die nach Schweregrad, Dauer und Verlauf der Depression ausschlaggebend für die Diagnose und für die Wahl der Behandlung.

→ Was hier als depressives Syndrom mit seinen einzelnen Symptomen beschrieben wurde, charakterisiert die Krankheit noch nicht vollständig. Wer unter diesen Symptomen leidet, also depressiv ist, macht gerade eine depressive Episode durch. Sie kann auf ganz verschiedene Formen einer Depression hinweisen. Um welche Form es sich genau handelt, ist das Ziel der ärztlichen und psychotherapeutischen Diagnostik.

Einordnung nach dem ICD 10

In Deutschland gilt vor allem das auf Seite 19 beschriebene Klassifikations- und Diagnosesystem der WHO, der ICD 10. Alle Diagnosen müssen nach diesem System gestellt und mit den dort vergebenen Ziffern (Codes) verschlüsselt werden. Die typische Depression als umschriebenes Krankheitsbild gibt es im ICD 10 nicht. Man spricht hier von den „affektiven Störungen", also den Störungen der Affekte. Der Begriff „Krankheit" wird in diesem Kapitel des ICD 10 weitgehend vermieden.

Ausgangspunkt ist der Abschnitt mit der Ziffer 32, die Beschreibung einer einzelnen depressiven Episode mit den dazugehörigen möglichen Symptomen.

Eine genaue Beschreibung und Abgrenzung verschiedener Störungen richtet sich dann nach dem Schweregrad dieser einzel-

In der Sprache der Medizin

Spricht der Arzt von einer Stimmung, bezeichnet er einen länger dauernden, alles umfassenden Zustand. Dieser ist nicht zu verwechseln mit kurz anhaltenden Gemütsbewegungen (Affekten) wie Zorn und Ärger, die durch äußere Ereignisse ausgelöst werden können. Diese affektive Reaktionsbereitschaft wird durch die depressive Stimmung verändert.

nen depressiven Episode und nach dem weiteren Verlauf.

Schweregrad ...

Man unterscheidet der Einfachheit halber drei unterschiedliche Schweregrade, spricht also von einer „leichten", einer „mittelgradigen" und einer „schweren" Depression. Wie schwer eine Depression ist, hängt nach der Definition der WHO von der Anzahl verschiedener depressiver Einzelsymptome ab, die bei einem Patienten diagnostiziert werden. Ausschlaggebend für die Beurteilung des Schweregrads ist aber auch, inwieweit ein depressiver Mensch noch in der Lage ist, mit seiner depressiven Störung am Alltagsleben teilzunehmen, also noch arbeits-, erlebnis- und genussfähig ist. Ebenfalls entscheidend ist, ob der Patient in seinen depressiven Denkinhalten von Argumenten seiner Angehörigen, Freunde oder Kollegen noch erreicht werden kann, oder ob sie sich in einen „depressiven Wahn" verfestigt haben. Ein weiterer wichtiger Punkt ist, ob Lebensüberdruss und Selbsttötungsabsichten vorhanden sind oder nicht. Grundsätzlich lässt sich sagen:

- Bei leichten depressiven Störungen leiden Betroffene bereits unter ihren Symptomen und haben Schwierigkeiten, ihre normale Berufstätigkeit und ihre sozialen Aktivitäten in der gewohnten Weise fortzusetzen. Sie sind jedoch noch in der Lage, ihren üblichen häuslichen, familiären und beruflichen Alltag aufrechtzuerhalten.
- Bei mittelschweren depressiven Störungen ist dies nur unter erheblichen Schwierigkeiten möglich.
- Bei schweren depressiven Episoden sind die Betroffenen gänzlich außerstande, diese Aktivitäten fortzusetzen. Häufig besteht ein hohes Selbsttötungsrisiko. Die Betroffenen leiden stark unter den körperlichen Symptomen der Depression. Eine Minderung des Selbstwertgefühls und Antriebshemmung oder aber auch Getriebenheit und innere Anspannung sind fast immer vorhanden.

Dauer ...

Depressionen verlaufen in Phasen. Das heißt: Die depressiven Symptome treten meist nur eine bestimmte Zeit über auf und klingen dann wieder ab. Eine solche Phase –

Suizidforscher nehmen an, dass mehr als die Hälfte aller Selbsttötungen die letzte Konsequenz einer schweren depressiven Störung ist.

Depressionen gehen leider nicht schnell vorbei. Eine typische depressive Episode dauert ohne Behandlung sechs bis acht Monate – eine quälend lange Zeit.

Ärzte sprechen von einer depressiven Episode – kann ganz unterschiedlich lang andauern: Die Spanne reicht von einigen Wochen bis zu vielen Monaten. Es gibt auch Depressionen, die zwar nicht so ausgeprägt wie eine typische depressive Episode verlaufen, dafür aber andauern und nicht nur eine Phase sind: die sogenannte dysthyme Störung. Eine dysthyme Störung ist nicht so „schwer" wie eine depressive Episode, aber sie dauert länger, manchmal Jahre.

Eine depressive Episode wird dann diagnostiziert, wenn die wesentlichen Symptome mindestens zwei Wochen angehalten haben – also ein kurzfristiger Durchhänger oder ein vorübergehendes Stimmungstief (siehe Seite 30) ausgeschlossen werden muss.

… und Verlauf der Depression

Depressionen können sich stark im Ablauf einzelner Episoden unterscheiden. Ein wesentlicher Anhaltspunkt für die Einteilung depressiver Störungen ist deshalb ihr bisheriger und der (wahrscheinliche) weitere Verlauf.

Hier wird unterschieden zwischen einmalig aufgetretenen Episoden depressiver Erkrankungen (dazu zählen auch alle erstmalig diagnostizierten Depressionen), wiederkehrenden (rezidivierenden) Depressionen und depressiven Zuständen, die – vielleicht auch in wechselnder Intensität – über längere Strecken einer Lebensgeschichte andauern und sich mit der Persönlichkeit des betreffenden Menschen fast schon verwoben haben.

Bei Letzteren, die heute im ICD 10 mit Dysthymie bezeichnet werden, ist der Beginn kaum noch rekonstruierbar. Der Begriff „Dysthymie" kommt aus dem Griechischen und steht für eine krankhafte Neigung zu traurigen Verstimmungen. Die Betroffenen haben den Eindruck, dass ihre depressive Stimmung in einem schleichenden Prozess immer schlimmer wurde.

Bei wiederkehrenden Formen der Depression wird noch einmal zwischen den unipolaren und den bipolaren Formen unterschieden. Patienten, die an einer unipolaren Depression leiden, kennen nur Phasen des Niedergedrücktseins. Diejenigen, die an einer bipolaren Depression (auch: manisch-depressive Erkrankung) leiden, erleben im Wechsel dazu Phasen, in denen sie sich besonders froh, erregt und voller Tatkraft fühlen, aber weder zu einer realistischen Selbst- und Fremdeinschätzung noch zu einer situationsadäquaten Beurteilung der äußeren Umstände in der Lage sind (siehe Seite 46).

Verschiedene Formen der Depression

Depressionen werden nicht in erster Linie nach ihren Ursachen, sondern vor allem nach ihrer Erscheinungsform, ihren Symptomen sowie nach Schweregrad, Dauer und Verlauf eingeteilt.

Vor allem im Verlauf zeigen sich wesentliche Unterschiede, die dann sowohl zu verschiedenen diagnostizierten depressiven Störungen als auch zu unterschiedlichen Behandlungen führen. „Die" Depression gibt es also im Grunde genommen nicht. Eine depressive Episode kann innerhalb ganz unterschiedlicher depressiver Krankheitsbilder auftreten. Da sich die einzelnen Episoden in ihren Symptomen gleichen, ist die Unterscheidung manchmal nicht einfach – aber notwendig. Oft ist der Verlauf entscheidend, um die richtige Diagnose zu stellen.

Die „typische" Depression

Wenn man von einer (typischen) Depression spricht oder liest, meint man meist eine „unipolare Depression", also eine Depression, die in ihrem Verlauf nur Ausschläge nach unten aufweist. Im ICD 10 (siehe Seite 19) kommt sie unter der Ziffer F 32.0 als „leichte depressive Episode", unter der Ziffer 32.1 als „mittelgradige depressive Episode" oder unter F 32.2 als „schwere depressive Episode" vor. Ob eine depressive Episode als leicht, mittelgradig oder schwer zu bezeichnen ist, hängt von der Anzahl und der Schwere der einzelnen Symptome ab.

Eine mittelgradige oder schwere depressive Episode muss – nach den offiziellen Leitlinien und Klassifikationen – dann diagnostiziert werden, wenn die typischen depressiven Symptome (siehe Seite 38) mindestens zwei Wochen fast immer bestehen und die Betroffenen den vor dieser Episode üblichen Alltag nur noch schwer oder nicht mehr aufrechterhalten können. Sie wurde früher auch als „endogen" bezeichnet.

Den einzelnen depressiven Episoden gehen häufig psychosoziale Belastungssituationen voraus. Ein phasenhafter Verlauf ist möglich. Dies bedeutet, dass einzelne Episoden immer wieder auftreten können, dazwischen aber auch lange Phasen ohne jegliche Symptome liegen, die Symptome einer Episode also vollständig verschwinden. Zum Verlauf der schweren depressiven Episode gehört leider das mögliche tödliche Ende dieser Krankheit. Experten gehen davon aus, dass bis zu 15 Prozent der Betroffenen mit einer schweren Depression durch

Selbsttötung sterben, wenn sie nicht rechtzeitig behandelt werden. Die häufigste Ursache für eine Selbsttötung ist eine nicht erkannte und nicht behandelte schwere Depression.

Anpassungsstörung – reaktive Depression

Ganz ähnlich äußert sich die sogenannte „Anpassungsstörung" oder reaktive Depression, aber sie nimmt einen anderen Verlauf und ist im ICD 10 in einem ganz anderen Kapitel (Kapitel 43) aufgeführt. Wie der Name sagt, entsteht sie offensichtlich als direkte Antwort auf ein belastendes Lebensereignis, die „auslösende Situation", die als Verlust, Trennung oder Kränkung erlebt wird und an die sich der Betroffene (noch) nicht „anpassen" konnte.

Meist sind dies Verlust eines Partners durch Tod oder Trennung oder Enttäuschungen durch sie oder ihn sowie insgesamt schwerwiegende Partnerschaftsprobleme. Häufig reagieren Frauen auch auf den Auszug der erwachsenen Kinder mit einer reaktiven Depression. Viele Menschen erleben den Verlust des Arbeitsplatzes, sei es, weil sie in Rente gehen oder arbeitslos wurden, als eine solche „auslösende" Verlustsituation. Aber auch auf Kränkungen, die das Selbstwertgefühl verletzen, reagieren manche Menschen depressiv.

Dies gilt zum Beispiel bei Veränderungen am Arbeitsplatz, die eine Zurücksetzung bedeuten oder zumindest in der eigenen Vorstellung als solche empfunden werden. Was also eine Situation zum Auslösender macht – und warum –, hängt von der individuellen Lebensgeschichte ab. Deshalb spielt die Persönlichkeitsstruktur des Depressiven, wie sie vor der Erkrankung bestand, eine wichtige Rolle.

Diese Depressionsform kann nach einigen Wochen vorbei sein. Es sind aber auch längere Verläufe und Übergänge in andere Formen der Depression, möglicherweise verbunden mit Selbsttötungsabsichten, möglich.

Dysthymie – neurotische Depression

Die heute als Dysthymia bezeichnete depressive Störung entspricht weitgehend dem früher als neurotische Depression oder depressive Neurose bekannten Krankheitsbild. Die gegenwärtige offizielle Definition nennt als wesentliches Merkmal dieser Unterform eine chronische, also andauernde depressive Verstimmung. Im ICD 10 wird sie im Kapitel 34 „Anhaltende affektive Störungen" aufgeführt. Eine dysthyme Störung ist nicht so „schwer" wie eine depressive Episode, aber sie dauert länger. Die Diagnose besagt, dass die Betroffenen mindestens zwei Jahre lang die meiste Zeit depressiv sind. Sie erleben vielleicht hin und wieder Tage oder auch Wochen, in denen sie guter Stimmung sind. Meist jedoch fühlen sie sich müde, niedergeschlagen und freudlos.

Die langanhaltenden depressiven Phasen sind durch eine insgesamt depressive Niedergeschlagenheit, Störungen des Selbstwertgefühls, wie zum Beispiel starke Unsicherheit und Selbstzweifel, aber auch Angstsymptome, wie etwa die Angst zu versagen, gekennzeichnet. „Depressive" körperliche Symptome können schwach ausgeprägt vorhanden sein, häufig fehlen sie jedoch. Die Einengung des Denkens auf Inhalte wie Schuld, Versündigung, Verarmung, wie sie für die typische Depression beschrieben wird (siehe Seite 42), ist nicht oder nur selten zu beobachten.

Dass die Symptome dieser Depression im Sinne der Klassifikation „leichter" sind, bedeutet nicht, dass die betroffenen Menschen weniger leiden. Das Gegenteil kann der Fall sein: Diejenigen, die an einer schweren phasenhaft verlaufenden Depression mit psychotischen Symptomen erkranken, können in einigen Wochen wieder völlig genesen sein. Die Depression bleibt für sie eine unangenehme Erinnerung, die sie aber in ihrem Alltagsleben „nach der Depression" nicht beeinträchtigt. Dagegen können diejenigen, die an einer dysthymen Störung leiden, aufgrund der Dauer und der Hartnäckigkeit ihrer Symptome verzweifeln und resignieren. Oft halten sie sich für nicht behandelbar. Zwar können sie den Belastungen des Alltags noch schlecht und recht genügen, aber alles strengt übermäßig an, es bleibt kein Raum für Entspannung und Erholung.

Checkliste

Wer ist gefährdet?

Menschen mit einer neurotischen (dysthymen) oder einer reaktiven Depression weisen meist folgende Wesensmerkmale auf:

- ☐ Vermindertes Selbstwertgefühl, wenig Selbstvertrauen,
- ☐ Manchmal übersteigerte Gewissenhaftigkeit, Perfektionismus in allen Lebensbereichen,
- ☐ Wunsch nach Anerkennung und Selbstbestätigung,
- ☐ Aggressionsgehemmtheit: Schwierigkeiten zu widersprechen, sich durchzusetzen und „Nein" zu sagen,
- ☐ Neigung zu Schuldgefühlen und zur Selbstbestrafung,
- ☐ Tendenz zur Abhängigkeit und Unselbstständigkeit (oft aus dem mangelnden Selbstvertrauen herrührend),
- ☐ Neigung, sich an andere Menschen zu klammern,
- ☐ Angst vor Verlust und Trennung.

Saisonal abhängige Depression – die Winterdepression

Die depressiven Episoden einer saisonal abhängigen Depression (SAD) oder Winterdepression treten, wie der Name schon sagt, nur in den lichtarmen Jahreszeiten auf.

Betroffene klagen über ausgesprochene Stimmungs- und Verhaltensänderungen im Spätherbst und Winter, fühlen sich dagegen im Frühjahr und Sommer wie neugeboren. Neben den typischen depressiven Symptomen wie zum Beispiel Niedergeschlagenheit, sozialem Rückzug, Energielosigkeit und Konzentrationsschwierigkeiten fallen vor allem zwei Symptome auf: Menschen mit einer Winterdepression haben ein extremes Schlafbedürfnis. Zu dieser „Hypersomnie" kommt ein auffälliger Appetit auf kohlenhydratreiche Nahrungsmittel wie Süßigkeiten, Nudeln, Brot.

Dass diese Symptome tatsächlich jahreszeitabhängig sind, zeigt sich an der spontanen „Heilung" im Frühjahr und Sommer beziehungsweise an der „heilenden" Wirkung eines Winterurlaubs im sonnigen Süden.

Symptomatische Depression

Schwere oder unheilbare körperliche Erkrankungen können depressive Zustandsbilder zur Folge haben. Mit dem Begriff „symptomatische Depression" wird betont, dass die Depression selbst das Symptom einer solchen anderen Erkrankung ist. Sie weist also auf eine andere zugrundeliegende Ursache hin, die zunächst behandelt werden muss.

Bei älteren Patienten kann eine depressive Verstimmung zum Beispiel das erste Symptom einer einsetzenden Herzinsuffizienz sein, einer Minderleistung des Herzmuskels, die sich später in einer deutlich geminderten allgemeinen Belastbarkeit, aber auch durch Herzschmerzen und Luftnot bemerkbar macht. Auch Störungen des Hormonhaushalts oder chronische Infektionskrankheiten wie etwa eine Borreliose können depressive Symptome verursachen. Der Verlauf der Depression hängt eng mit dem Verlauf der Grunderkrankung zusammen. Sie verschwindet, wenn diese erfolgreich behandelt ist.

Die Abhängigkeit vom Breitengrad zeigt folgende Statistik aus den USA: In Alaska (64. Breitengrad) klagen über 20 Prozent aller Bewohner über Symptome einer Winterdepression, in New York (41. Breitengrad) bis zu 12,5 Prozent, während eine Winterdepression in Florida (28. Breitengrad) kaum auftritt (2,6 Prozent).

Checkliste

Depression durch Krankheiten

Diese körperlichen Krankheiten können eine Depression auslösen:

- ☐ Schlaganfall
- ☐ Aids
- ☐ chronische Infektionen des zentralen Nervensystems, zum Beispiel Toxoplasmose oder Lues
- ☐ Hirntumoren, Tumorleiden
- ☐ akute Infektionskrankheiten wie Tuberkulose oder Lungenentzündung
- ☐ Stoffwechselerkrankungen
- ☐ Störungen des Hormonhaushalts

Depression bei Abhängigkeitserkrankungen

Sucht und Abhängigkeit sind häufig gemeinsam mit einer Depression anzutreffen. Dabei ist vielfach unklar, ob zuerst die Abhängigkeit oder zuerst die Depression bestand. Beides ist möglich. Erst unter Abstinenzbedingungen lässt sich herausfinden, welche depressiven Symptome übriggeblieben sind und behandelt werden müssen.

Depression als unerwünschte Medikamentenwirkung

Auch Medikamente können Depressionen auslösen. Möglicherweise hängt es damit zusammen, dass sie die Ausschüttung von Neurotransmittern beeinflussen, den Botenstoffen im Gehirn, die auch eine Bedeutung für die Entwicklung einer Depression haben. Es ist bekannt, dass häufig angewendete Mittel wie Antibabypillen, Magensäure- und Betablocker oder Prostatamittel mit dem Wirkstoff Finasterid als unerwünschte Wirkung Depressionen oder depressive Verstimmungen auslösen können. Daher sollten depressiv Erkrankte beim Arzt auch die anderen Mittel nennen, die sie einnehmen – die Depression könnte auch mit einer Arzneimitteltherapie zusammenhängen. Eine arzneimittelbedingte Depression bildet sich in aller Regel innerhalb von Tagen bis Wochen nach Absetzen des Medikaments zurück.

Bipolare Störungen – manisch-depressive Störungen

Einen ganz anderen Verlauf als den der unipolaren Störungen zeigen die sogenannten bipolaren – zweipoligen – Störungen. Diese Bezeichnung hat weitgehend den noch vielen bekannten Begriff manisch-depressive Erkrankung abgelöst. Der Betroffene kennt beide Pole: die Ausschläge nach unten (depressive Zustände) und solche nach oben (manische Zustände).

In vielen Fällen erleben die Betroffenen eine manische Phase nicht als Leiden. Sie sind (gelegentlich lediglich in ihrer eigenen Wahrnehmung) besonders kreativ, energiegeladen, brauchen wenig Schlaf, sprudeln über von Ideen.

Unabhängig davon, wie die Betroffenen sich selbst erleben: In einer manischen Episode besteht die große Gefahr, die Kontrolle über das eigene Handeln und vor allem die Fähigkeit, die Konsequenzen des Handelns zu überblicken und negative Folgen richtig einzuschätzen, zu verlieren.

Bei einer bipolaren Störung ist der Betroffene in hohem Maß in seinem Alltag (Beruf, im Umgang mit Ehepartner, Familienangehörigen und Freunden) beeinträchtigt. In schweren Fällen ist eine Klinikeinweisung zum Schutze des Patienten unumgänglich. Mehr als 90 Prozent der Betroffenen, die einmal eine manische Phase durchgemacht haben, erleben weitere Episoden. Es besteht ein hohes Selbsttötungsrisiko, etwa 10 bis 15 Prozent der Erkrankten beenden bei Nichtbehandlung einer depressiven Phase ihr Leben durch Suizid.

Zyklothymia – zyklothyme Störung

Eine zyklothyme Störung liegt vor, wenn Patienten über Stimmungsschwankungen ohne nachvollziehbaren Bezug zu entsprechenden Lebensereignissen klagen. Diese Stimmungswechsel sind den Polen einer bipolaren Störung vergleichbar, sind aber weder in der Hochstimmung noch im de-

Checkliste

Kennzeichen der bipolaren Störung

Die Diagnose einer bipolaren Störung wird dann gestellt, wenn die Betroffenen eine abgegrenzte Phase auffälliger Hochgestimmtheit über mindestens eine Woche erleben. Innerhalb dieser Periode fallen folgende Symptome auf:

- ☐ ein unrealistisches Gefühl eigener Größe und Grandiosität
- ☐ ein stark verringertes Schlafbedürfnis
- ☐ besondere Redseligkeit
- ☐ Sprunghaftigkeit im Denken
- ☐ Zerstreutheit und hohe Ablenkbarkeit
- ☐ gesteigerte zielgerichtete Aktivität, sei es bei der Arbeit, in der Sexualität oder bei finanziellen Entscheidungen
- ☐ exzessive Unternehmungen, die ein hohes Risiko (für Leib und Leben, sozial oder finanziell) bergen

pressiven Ausschlag so gravierend, dass sie als Manie oder schwere depressive Episode bezeichnet werden könnten. Viele zyklothyme Störungen bleiben undiagnostiziert und unbehandelt, da die meisten Betroffenen die jeweils veränderte Stimmungslage überhaupt nicht bemerken. Es sind oft nur die Menschen aus der unmittelbaren Umgebung, die angesichts der häufigen Veränderungen im Verhalten und in der Stimmung im allgemeinen Interesse, im Selbstvertrauen und in der Kontaktfreude und Geselligkeit mit Verwirrung reagieren.

Vom Verdacht zur Diagnose

Vor jeder hilfreichen Therapie steht die richtige Diagnose. Dabei geht es um Einordnen und Ausschließen.

Sie haben vermutlich selbst schon manchmal darüber nachgedacht, ob Ihre Niedergeschlagenheit, Ihre Hoffnungslosigkeit, die Erschöpfung, Müdigkeit und Energielosigkeit, die Sie derzeit daran hindern, Ihr Leben so zu führen, wie Sie es gewohnt waren – und wie Sie es auch von sich erwarten –, noch mit rechten Dingen zugehen. Aber: Leiden Sie unter einer behandlungsbedürftigen Depression?

Diese Frage ist nicht leicht zu beantworten. Die meisten Fachleute sind sich zwar darüber einig, dass eine Depression spätestens dann behandlungsbedürftig ist, wenn sie die Betroffenen in ihren beruflichen und sozialen Alltagsaktivitäten beeinträchtigt. Spätestens! Denn dieses Kriterium ist sehr eng, zu eng gefasst.

Oftmals leiden Menschen unter einzelnen Symptomen der Depression schon erheblich und reißen sich noch über lange Zeit zusammen, bis es wirklich nicht mehr geht. Deshalb halten Ärzte und Psychotherapeuten auch dann eine Behandlung für notwendig, wenn der Betroffene seinen Alltag zwar unter Anstrengungen meistert, aber unter Symptomen aus der Vielzahl der Symptome des „depressiven Spektrums" (siehe Seite 38) leidet. Der subjektive Leidensdruck entscheidet also darüber, ob eine Behandlung sinnvoll und notwendig geworden ist.

Checkliste

Bin ich depressiv?

Ob Sie vielleicht unter einer Depression leiden, sollten Sie anhand der folgenden Fragen selbst einmal prüfen:

- ☐ Fühle ich mich seit einiger Zeit durchgängig traurig, niedergeschlagen oder hoffnungslos?
- ☐ Empfinde ich keine Freude, kein Vergnügen mehr, habe ich an vielem oder gar allem,was mich früher interessiert hat, das Interesse verloren?
- ☐ Bin ich ständig müde, erschöpft oder fühle ich mich wie ausgebrannt?
- ☐ Habe ich keinen Appetit mehr? Habe ich abgenommen, ohne es zu wollen?
- ☐ Kann ich seit längerer Zeit schlecht schlafen? Leide ich unter Ein- und Durchschlafstörungen, oder wache ich jeden Morgen sehr früh auf?
- ☐ Fühle, bewege ich mich und denke ich wie mit angezogener Handbremse oder umgekehrt wie unter Strom?
- ☐ Habe ich mein sexuelles Verlangen verloren?
- ☐ Fühle ich mich wertlos, unfähig, als Versager und an allem schuld?
- ☐ Habe ich in letzter Zeit auffällige Konzentrationsschwierigkeiten, kann ich mir nichts mehr merken?
- ☐ Denke ich manchmal über den Tod nach oder darüber, mir etwas anzutun?

Wenn Sie mehr als vier Fragen mit Ja beantwortet haben, leiden Sie mit großer Wahrscheinlichkeit an einer typischen Depression.

(Nach Wittchen H.U. et al.)

Stimmen Sie diese Fragen nachdenklich? Haben Sie nun den Verdacht, an einer Depression zu leiden, sollten Sie sich nicht anders verhalten als etwa bei unklaren Bauchschmerzen und nach professioneller Hilfe suchen. Sie dürfen, Sie müssen sich helfen lassen! Depressionen können behandelt werden.

Wenn der Verdacht sich erhärtet

Hat sich der Verdacht auf eine depressive Störung erhärtet, ist der diagnostische Prozess noch nicht abgeschlossen. Denn Depression ist nicht gleich Depression. Verschiedene Schweregrade und Verläufe machen unterschiedliche therapeutische Maßnahmen möglich oder erforderlich. Deshalb sind weitere diagnostische Fragen zu beantworten. Die folgenden Schritte dienen der genaueren Bestimmung Ihrer Störung.

Ihr Arzt oder Psychotherapeut muss sich ein Bild davon machen, wie sehr Sie unter den Symptomen der Depression leiden, wie stark Ihr Alltag davon betroffen ist. Er muss den Verlauf erfragen und möglichst vorhersagen können. Dies ist besonders wichtig bei bipolaren Störungen (siehe Seite 46) oder um eine vorbeugende Behandlung zu planen. Und – das ist ganz wichtig – er muss auch das Selbsttötungsrisiko abschätzen können oder entscheiden, ob außer Psychotherapie auch der Einsatz von Medikamenten notwendig ist.

Um welche Depression handelt es sich?

Der Weg auf dem Weg zur Diagnose verläuft in Einzelschritten, die in einer bestimmten Reihenfolge stattfinden. Jeder Schritt setzt die Beantwortung von ganz bestimmten Fragen voraus und führt zu weiteren Fragen.

1. Steht hinter Ihren quälenden Symptomen eine grundlegende Niedergeschlagenheit und Antriebslosigkeit, die Sie früher nicht kannten?
2. „Passen" die anderen Symptome zum depressiven Syndrom oder sind sie eher einer anderen psychischen Störung zuzuordnen?
3. Sind andere Ursachen wie unerwünschte Wirkungen von Medikamen-

Checkliste

Wann zum Arzt?

Gehen Sie auf jeden Fall zum Arzt oder Psychotherapeuten, wenn Sie

- ☐ schon mehrere Wochen ununterbrochen deprimiert sind,
- ☐ Ihren Alltag nicht mehr oder nur mit größter Anstrengung meistern,
- ☐ häufig über den Tod nachdenken, keinen Sinn mehr darin sehen, zu leben, oder so verzweifelt sind, dass Ihnen das Schlussmachen als einziger Ausweg erscheint.

Diese Gedanken sind ein Symptom einer behandelbaren Krankheit!

ten, Suchtmittelmissbrauch oder neurologische Erkrankungen auszuschließen?

4. Eine genaue Befragung zum bisherigen Verlauf, zur persönlichen Lebensgeschichte, zur individuellen Krankengeschichte und zur Krankengeschichte der Eltern und auch Großeltern, nach der aktuellen sozialen Situation und nach belastenden und möglicherweise auslösenden Faktoren dient dazu, die jetzige depressive Episode einzuordnen und genau zu bestimmen.

Ohne Sie geht es nicht!

Geht es um den Verdacht einer depressiven Störung, steht das Gespräch im Mittelpunkt der Diagnosefindung. Es entspricht der Untersuchung beim Organmediziner. Im Gespräch erfährt Ihr Arzt oder Psychotherapeut Ihre Beschwerden. Sie sprechen zum Beispiel über Ihre depressive, gedrückte Stimmung, Ihre „Gefühllosigkeit", Ihre Unsicherheit und Antriebslosigkeit, die Energielosigkeit und Ermüdbarkeit. Vielleicht berichten Sie auch , dass Ihnen nichts mehr Freude macht, für Sie alles sinnlos geworden ist und sie eigentlich nur noch schlafen wollten, aber gar nicht mehr schlafen können. Ihr Arzt beginnt diese Beschwerden nun einzuordnen und entwickelt eine erste Vermutung: die Diagnose einer depressiven Störung. Diese muss von anderen seelischen und/oder körperlichen Krankheitsbildern abgegrenzt werden.

Ihre Mitarbeit ist deshalb wichtig. Darum: Sprechen Sie offen über Ihre körperlichen und seelischen Beschwerden und Probleme. Stimmungen, Gefühle, unabweisbare Gedanken sind ebenso wichtig wie körperliche Beschwerden. Das fällt Ihnen leichter, wenn Sie sich auf dieses Gespräch vorbereiten. Versuchen Sie schon im Vorfeld, die Fragen der Checkliste auf Seite 49 selbst zu beantworten, und überlegen Sie auch, wie lange Ihr verändertes Befinden bereits andauert.

▶ **Unter www.deutsche-depressionshilfe.de finden Sie online einen weiteren Selbsttest.**

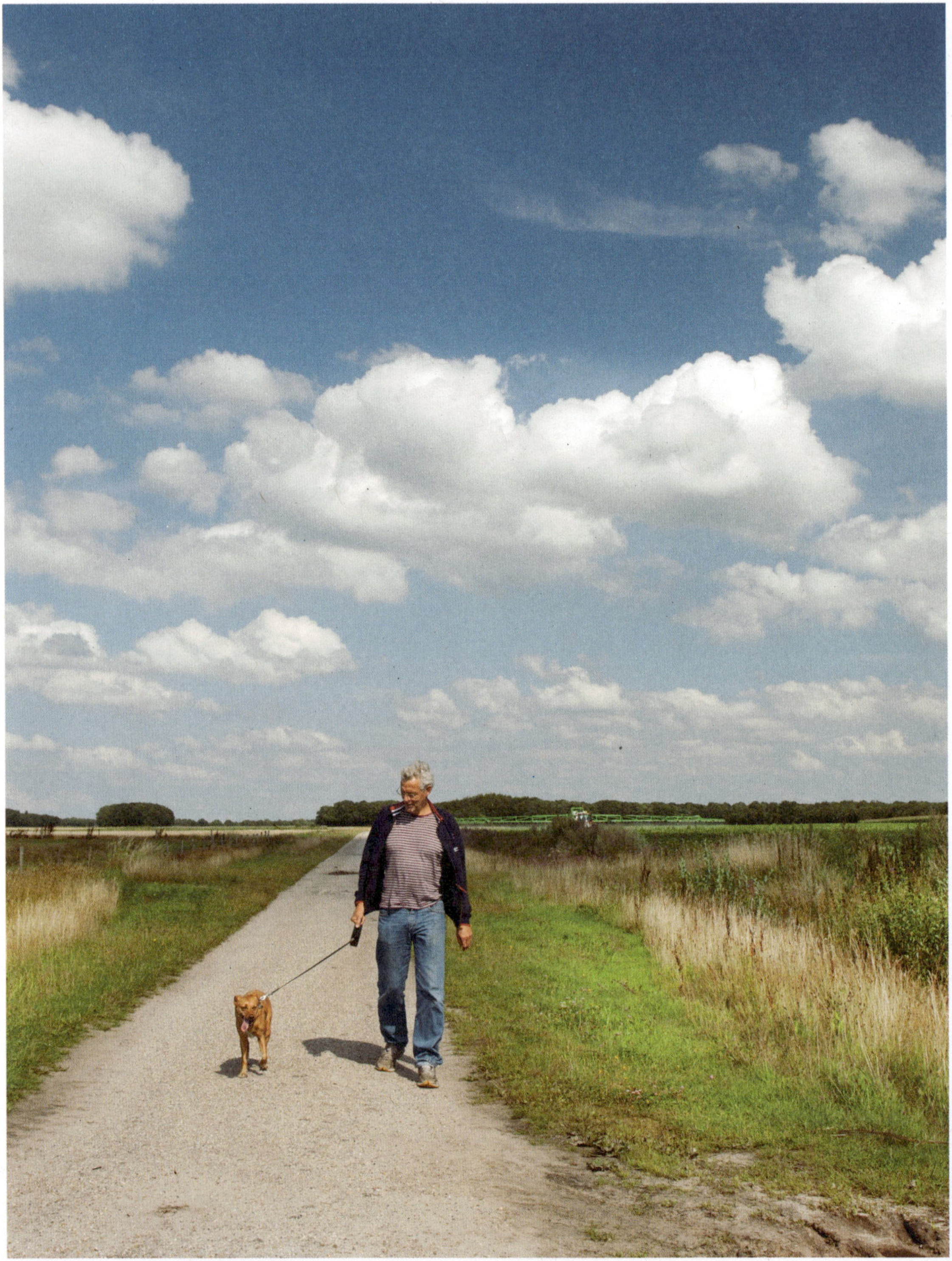

Wege der Behandlung

Depressive Menschen leiden an Körper und Seele – und zwar nicht nur ein paar Stunden oder Tage. Eine Depression dauert Wochen und oft auch Monate. Aber es gibt Hilfe!

Ohne Behandlung dauern typische Depressionen durchschnittlich sechs bis zwölf Monate, eine unbehandelte Dysthymie (siehe Seite 43) oft Jahre. Die Gefahr, dass depressive Episoden immer wieder auftreten, ist ohne Behandlung weitaus höher als mit einer geeigneten Therapie. Das Risiko, bei einer unbehandelten schweren Depression durch Selbsttötung zu sterben, beträgt etwa 10 bis 15 Prozent, ein enorm hoher Anteil. Das müsste nicht sein!

Inzwischen gibt es eine ganze Reihe von wirkungsvollen Behandlungsverfahren, mit denen der Mehrzahl der Betroffenen gut und nachhaltig geholfen werden kann. Umso beunruhigender ist es, dass weniger als die Hälfte aller erkrankten und behandlungsbedürftigen Menschen professionelle Hilfe bekommt.

Beunruhigend auch deshalb, weil auf diese Weise viele Menschen mit einem Risiko leben, das vermeidbar wäre. Bei allen Formen der Depression gilt: Je früher die Behandlung einsetzt und je konsequenter sie durchgeführt wird, desto wirkungsvoller ist sie.

Die richtigen Anfangsschritte

Ich darf – ich muss mir helfen lassen.

Eine Depression ist spätestens dann behandlungsbedürftig, wenn sie die Betroffenen in ihren beruflichen und sozialen Alltagsaktivitäten beeinträchtigt. Spätestens! Denn dieses Kriterium ist sehr eng gefasst.

Leider leiden viele depressive Menschen unter einzelnen Symptomen der Depression schon erheblich, versuchen jedoch irgendwie zurechtzukommen, bis es wirklich nicht mehr geht. Sie gefährden damit den Erfolg einer Behandlung. Zudem leiden sie, obwohl Hilfe möglich wäre.

Deshalb halten Ärzte und Psychotherapeuten auch dann eine Behandlung für notwendig, wenn die Betroffenen zwar ihren Alltag noch unter Anstrengungen meistern, aber unter Symptomen aus der Vielfalt des „depressiven Spektrums“ (siehe Seite 38) leiden.

Der schwere erste Schritt

Der erste Schritt, professionelle Hilfe in Anspruch zu nehmen, ist der schwerste. Es gehört zur Depression, dass Erkrankte vielleicht gerade für diesen ersten Schritt Unterstützung brauchen. Vielen fehlt die Energie, der Antrieb, oft aber auch das Wissen, dass das gegenwärtige pessimistische, selbstanklagende Denken und die Gefühle der Verzweiflung und Leere eine depressive Störung anzeigen und damit behandlungsbedürftig sind. Ihre depressive Perspektivlosigkeit lässt sie auch nicht an eine Behandlungsmöglichkeit glauben und hat jegliche Hoffnung zunichtegemacht, dass es jemals wieder besser werden könnte..

Anlaufstelle Hausarztpraxis

Viele depressive Menschen führt ihr Weg erst einmal zum Hausarzt – oft auch dann, wenn sie selbst gar nicht an die Möglichkeit

In Deutschland leiden etwa 12 Prozent der Patienten einer Allgemeinarztpraxis an einer depressiven Störung. Depressionen gehören zu den fünf häufigsten Krankheiten in der Hausarztpraxis. In der Hausarztpraxis werden die meisten Depressionsdiagnosen gestellt.

Checkliste

Erste Anlaufstellen

- ☐ Ein Mensch, dem Sie vertrauen
- ☐ Ihr Hausarzt – für Frauen oft der Frauenarzt, für Kinder der Kinderarzt
- ☐ Ein Psychiater oder Nervenarzt
- ☐ Ein Psychotherapeut
- ☐ Kriseninterventionseinrichtungen oder die Ambulanz eines psychiatrischen Krankenhauses
- ☐ Beratungsstellen freier Träger, die Sie bei der Suche nach einem geeigneten Arzt oder Psychotherapeuten unterstützen.
- ☐ Die Telefonseelsorge ist ebenfalls eine Einrichtung für Menschen in Ihrer Situation! Sie ist bundesweit unter den Telefonnummern 0800/1110111 und 0800/1110222 zu erreichen.
- ☐ In Notfällen können Sie sich unter der bundesweit einheitlichen Rufnummer 116 117 an den ärztlichen Bereitschaftsdienst der Kassenärztlichen Vereinigungen wenden.

einer depressiven Erkrankung denken. Möglicherweise stehen die körperlichen Symptome der Depression ganz im Vordergrund. Ein guter Hausarzt, der seine Patienten gut kennt, wird bei bestimmten Anzeichen hellhörig werden. Zum Beispiel wenn eine Patientin, die er sonst als lebhafte Frau kennt, im Gespräch wirkt, als sei die Handbremse angezogen (Seite 34). Vielleicht gewinnt der Hausarzt auch den Eindruck, dass seine Patientin – völlig untypisch für sie – nicht bei der Sache bleiben kann und den Anschein vermittelt, nicht so recht zu verstehen, was besprochen wird. Sicher fällt ihm jedoch an Mimik, Gestik und Haltung auf: Irgendetwas ist heute anders. Meine Patientin wirkt so niedergeschlagen, niedergedrückt. Wahrscheinlich – hoffentlich! – wird er dann nachhaken.

Deshalb ist der Gang zum Hausarzt sinnvoll. Ihr Hausarzt ist derjenige, der Sie kennt, zu dem Sie Vertrauen haben und der Sie, Ihre körperliche und Ihre seelische Verfassung seit Langem beobachtet. Sie oder er ist – hoffentlich – auch der Arzt, dem Sie sich im Gespräch anvertrauen können. Für die gründliche körperliche Untersuchung, die er durchführen muss, um mögliche körperliche Krankheiten als Ursache einer depressiven Störung auszuschließen, ist er in den meisten Fällen ebenfalls zuständig. In unklaren Fällen wird Ihr Hausarzt oder Ihre Hausärztin Sie zu einem Facharzt für psychische Erkrankungen, einem Psychiater oder Psychotherapeuten überweisen.

Wie geht es weiter, wer hilft?

Hausärzte, Psychiater und Psychotherapeuten sind die richtigen Adressen für behandlungsbedürftige Depressionen.

Wer für die Behandlung einer Depression die beste Adresse ist, kann nicht pauschal beantwortet werden. Schweregrad und Verlauf der Depression, aber leider auch die Gegebenheiten vor Ort spielen eine wichtige Rolle. Nicht überall und immer stehen Spezialisten zur Verfügung. Die Wartezeiten sind oft lang.

Behandlung durch den Hausarzt

Die Behandlung einer leichten (bis hin zu einer mittelschweren) Depression kann bei Ihrem Hausarzt oder Ihrer Hausärztin erfolgen. Hier – im Sprechzimmer – finden Gespräche, also gewissermaßen die erste „Basispsychotherapie" in Form von Aufklärung und Beratung, aber auch durch das unterstützende ärztliche Gespräch statt,

Dessen ganz besondere Atmosphäre, in der die Betroffenen zu Wort kommen, sich aussprechen können und mit ihrem Leiden akzeptiert werden, kann oft schon erste antidepressive Wirkung zeigen. Bei einer leichten depressiven Episode muss deshalb nicht sofort eine gezielte Depressionsbehandlung – sei sie nun psychotherapeutisch oder medikamentös oder beides – begonnen werden.

Wichtig ist jedoch, dass durch regelmäßige Gesprächstermine in den folgenden 2 bis 3 Wochen der Verlauf der Erkrankung beobachtet wird. Sollten sich die Hauptsymptome (Seite 38) in dieser Zeit nicht bessern, muss eine spezifische antidepressive Therapie erfolgen. Meist ist eine Überweisung zum Psychiater oder Psychotherapeuten angezeigt. Hoffentlich erkennt Ihr Hausarzt diese Notwendigkeit. Wenn ja, kann er Sie beraten und seiner Lotsenfunktion nachkommen, sofern er – was leider nicht immer der Fall ist – den Überblick über die entsprechende fachärztliche und psychotherapeutische Versorgung hat.

Wann zum Spezialisten?

Eindeutige Kriterien dafür, wann eine Überweisung zum Spezialisten mit dem Ziel der genauen Abklärung und weiterführenden Behandlung notwendig ist, gibt es nicht. Als Faustregel gilt: Hält die depressive Verstimmung länger an und kommen weitere Symptome einer (mittelschweren) Depression hinzu (Seite 40), ist eine psychiatrische oder psychotherapeutische Behandlung an der Reihe.

- Bei hausärztlicher Betreuung ist nach allerspätestens 6 Wochen die Überwei-

sung zu einem Psychiater und Psychotherapeuten angezeigt, wenn keine deutliche Besserung eintritt.
- Bei psychotherapeutischer Behandlung ist bei fehlender Besserung nach spätestens 3 Monaten die Mitbehandlung durch einen Psychiater zu empfehlen.

Wer sind die Spezialisten?

„Spezialisten für die Psyche“ gibt es viele: Wer ist nun die richtige Anlaufstelle für Sie? In der Depressionsbehandlung spielen Psychiater und Psychotherapeuten die entscheidende Rolle.

- **Psychiater** (griechisch: Ärzte für die Seele) sind von ihrer Grundausbildung her Ärzte und haben eine mindestens fünfjährige Facharztausbildung in einer Einrichtung für psychisch kranke Patienten absolviert. Sie können Medikamente verordnen, Laboruntersuchungen und eventuell nötige körperliche Zusatzuntersuchungen veranlassen oder selbst durchführen. Fast alle Psychiater verfügen heute über eine psychotherapeutische Zusatzqualifikation.
- **Fachärzte für Psychosomatik und Psychotherapeutische Medizin** haben auch Erfahrungen im Bereich der inneren Medizin, ihr Schwerpunkt ist die Psychosomatik und Psychotherapie.
- **Psychotherapeuten** sind im Vorberuf entweder Ärzte (ärztliche Psychotherapeuten) oder Psychologen (psychologische Psychotherapeuten). Psychotherapeuten behandeln mit psychologischen Mitteln, das heißt, sie setzen auf die Wirkung von Gespräch, Handlung und Beziehung. Ihr Arbeitsgebiet unterscheidet sich von anderen medizinischen Behandlungsmethoden weniger durch den Anwendungsbereich als durch das Vorgehen und die Methoden. Welche psychotherapeutischen Methoden eingesetzt werden dürfen, ist in Deutschland durch gesetzliche Richtlinien geregelt (siehe Seite 64).

Psychiater oder Psychotherapeut oder beide zusammen?

Im deutschen Versorgungsalltag ist meist der Psychiater oder die Psychiaterin für die Pharmakotherapie, also die Behandlung mit Medikamenten, und der Psychotherapeut oder die Psychotherapeutin für die Psychotherapie zuständig.

Bei mittelschweren und schweren Depressionen, bei denen sowohl Medikamente als auch Psychotherapie empfohlen werden, sind deshalb meist beide Berufsgruppen gefragt – sofern sie zur Verfügung stehen.

Psychiater und Psychotherapeuten können Sie ohne Überweisung aufsuchen – es sei denn, Sie nehmen am sogenannten Hausarztmodell teil, das Sie verpflichtet, immer zuerst Ihren Hausarzt aufzusuchen, der Sie dann an Fachärzte (also zum Beispiel einen Psychiater beziehungsweise Psychotherapeuten) überweisen kann.

Was hilft und warum?

Da bei Depressionen sowohl biologische als auch psychologische und soziale Faktoren eine Rolle spielen, setzt auch die Behandlung einerseits auf der körperlichen und andererseits auf der seelischen Ebene an.

Auch die intensive Forschung der letzten Jahrzehnte und der enorme Zuwachs an Wissen und Erkenntnis aus den verschiedensten Fachgebieten haben keine Ergebnisse geliefert, die auf die eine einzige alles erklärende Ursache der Depression hindeuten. Das heißt: Es gibt nicht die eine schlüssige Theorie der Depression. Die meisten Experten stimmen heute überein, dass es wohl selten nur eine einzelne Ursache ist, die zum Ausbruch einer Depression führt.

Sowohl körperliche (biologische) als auch psychologische und soziale Faktoren tragen zu ihrem Entstehen bei. Deshalb spielen in ihrer Behandlung sowohl psychologische als auch biologische – auf der körperlichen Ebene ansetzende – Verfahren die entscheidende Rolle.

Die Suche nach den Ursachen

Depressionen sind kein modernes Krankheitsbild. Es gab und gibt sie in allen Kulturen und Gesellschaftsformen. Schon in der Antike wurde sie ziemlich genau beschrieben und über ihre Ursachen nachgedacht. Aber bis heute existiert keine einheitliche „Ätiologie“ (griechisch: Lehre von den Ursachen), die eine einfache sogenannte kausale Therapie, also eine Therapie, mit der die Ursache (lateinisch: causa) der Krankheit beseitigt wird, begründen könnte.

Kausale, an der Ursache ansetzende Therapien gibt es für diejenigen Depressionen, die auf eine bestimmte Ursache zurückzuführen sind. Das sind zum Beispiel die Winterdepression, die symptomatische Depression, die Depression bei Abhängigkeitserkrankungen und die Depression als unerwünschte Wirkung eines Medikaments (siehe ab Seite 45).

Die (Neuro-)Biologie der Depression

Die Neurobiologie untersucht den Zusammenhang depressiver Symptome mit bestimmten Stoffwechselvorgängen und Veränderungen im zentralen Nervensystem. Im Kapitel „Erschöpfung und Burnout" haben Sie über die Funktion der Hormone und Neurotransmitter bei der Regulierung von Stress und Erholung gelesen (Seite 15). Dieselben Botenstoffe spielen auch eine wesentliche Rolle in unserem Gefühlshaushalt.

Vor allem den beiden Botenstoffen (Nor)Adrenalin und Serotonin, aber auch Dopamin, wird eine entscheidende Rolle bei unserer Stimmungsregulation zugeschrieben.

Serotonin unterdrückt negative Gefühle wie Angst und Besorgnis und macht uns ausgeglichen und gelassen. Noradrenalin hilft uns, „unter Stress" einsatzbereit zu sein. Dopamin hilft uns, positive Erfahrungen zu machen und uns an diese zu erinnern. Beide hellen die Stimmung auf, motivieren und steigern die Aufmerksamkeit.

Es gibt nun wesentliche Hinweise darauf, dass Depressionen mit einer Störung dieses Neurotransmitter-Stoffwechsels zu tun haben. Serotonin und Noradrenalin, aber auch Dopamin stehen bei einer Depression nicht in ausreichendem Maße zur Verfügung. Das Gleichgewicht ihrer biologischen Funktionen ist gestört. Hier kann die Wirkung von Medikamenten ansetzen.

Dass es zu einem solchen Ungleichgewicht kommt, kann die unterschiedlichsten Ursachen haben: eine genetische Veranlagung (siehe oben), aber auch lang zurückliegende belastende Lebensereignisse und aktueller Stress (siehe Seite 17).

In der Sprache der Medizin

Ein „Depressionsgen" ist bisher nicht gefunden worden. Was man aber weiß: Es gibt genetisch bedingt drei verschiedene Varianten des Serotonin-Transportergens (SERT): lang/lang (l/l) kurz/lang (k/l) oder kurz/kurz. Menschen mit der Variante kurz/kurz tragen genetisch ein etwas höheres Risiko, an einer Depression zu erkranken. Denn das „Risikogen" soll die psychische Wirkung von Lebenserfahrung im Guten wie im Schlechten verstärken.

Die Psychologie der Depression

Psychologische Ansätze, Depressionen zu erklären und zu verstehen, befassen sich mit den depressiven Gefühlen, Gedanken und daraus folgend dem depressiven Verhalten und den möglichen körperlichen Symptomen. Dabei geht es sowohl um die grundsätzliche Erkrankungsbereitschaft als auch um die Auslöser der jeweils aktuellen Erkrankung und warum sie zu Auslösern geworden sind. Daneben spielen immer auch die gegenwärtigen sozialen Beziehungen, in denen ein depressiver Mensch lebt, eine Rolle.

Von besonderer Bedeutung sind zwei Richtungen, die ausgearbeitete Theorien als Grundlage ihres therapeutischen Vorgehens entwickelt haben:

- **Die Tiefenpsychologie** betont, dass Erleben, Denken, Fühlen und Handeln nicht nur bewusst motiviert sind, sondern auch von Wünschen und Konflikten beeinflusst werden, die unbewusst in der Tiefe (deshalb Tiefenpsychologie) unserer Psyche wirken. Dazu gehört auch, dass aktuelle Belastungen unbewusst als Wiederholung früherer Erlebnisse und Erfahrungen erlebt werden und in dieser aufgeladenen Bedeutung zum Auslöser der Depression werden.
- **Die Verhaltenspsychologie** sieht in den depressiven Störungen den Ausdruck fehlgeleiteter Lernprozesse. Eine angeborene und durch Lernvorgänge erhöhte Verletzlichkeit für depressive Störungen ergänzen sich. Vielleicht hat der heute depressive Mensch in seiner Lebensgeschichte gelernt, Situationen, Menschen und Ereignissen hilflos ausgeliefert zu sein und hat aus diesem Grund jegliche Initiative und Motivation überhaupt verloren oder er hat typische depressive Denkfehler gelernt, die ihn die eigene Person unterschätzen, die gegenwärtige Situation falsch, da nur negativ, einschätzen und die Zukunft nur pessimistisch sehen lassen. Je nach Schwerpunkt rücken eher falsch gelerntes Verhalten oder erlernte depressive kognitive Prozesse in den Fokus der Betrachtung.

Beides zusammen: Die „Psycho-Biologie" der Depression

Jeder, der heute über die psychischen Ursachen einer Depression spricht, muss vermeiden, diese isoliert von den sie begleitenden biologischen und neurobiologischen Prozessen zu betrachten. Und umgekehrt: Auch die biologische Psychiatrie darf psychologische Erklärungs- und Verstehensansätze in ihren Modellen nicht vernachlässigen. Beide Sichtweisen zusammengedacht führen zur richtigen Behandlung.

Psychologische und neurobiologische Theorien sind also kein Gegensatz. Sie bilden eher verschiedene Facetten desselben Phänomens. Denn ob bestimmte aktuelle Lebensereignisse – seien sie nun körperlich oder seelisch belastend – eine Depression auslösen können, hängt ab von einer möglichen Verletzlichkeit (Vulnerabilität). Diese wiederum ergibt sich aus der individuellen (neuro)biologischen Grundausstattung einerseits und vergangenen körperlichen oder seelischen Belastungen andererseits.

Experten sprechen von einer „psychobiologischen Disposition" und meinen damit eine psychische und biologische Erkrankungsbereitschaft. Sie entscheidet, ob verschiedene Menschen in vergleichbaren Situationen erkranken oder nicht.

→ Stress und Depression

Einen wesentlichen Beitrag zum Verständnis des Zusammenspiels zwischen Neurobiologie und Psychologie liefert auch hier die Stressforschung (ab Seite 14). Wie Sie im ersten Kapitel gelesen haben, kann chronischer oder intensiver psychischer und sozialer Stress zur Störung der Stresshormon- und Neurotransmitterregulation führen. Das sich normalerweise selbstregulierende System von Anspannung und Entspannung gerät aus dem Gleichgewicht. Unsere gesunde Stressreaktion wird zum Problem, da sie zu häufig anspringt oder zu lange andauert. Das heißt: Unsere biologischen Systeme befinden sich – bildlich gesprochen – im Kriegszustand und sind auf Dauerfeuer eingestellt. Erholung ist nicht mehr möglich. Erschöpfung tritt ein.

Die Folge: Die Netzwerke der Nervenzellen, die für die Entstehung einer Depression eine entscheidende Rolle spielen, schalten in den Depressionsmodus um. Serotonin, Noradrenalin und Dopamin (Seite 59) sind dann nicht mehr ausreichend verfügbar. Nur noch der monotone Modus depressiven Denkens, Fühlens, Erlebens und Handelns ist möglich.

Die zwei Säulen der Behandlung

Man spricht heute häufig von den verschiedenen Säulen einer Behandlung. Dieses Bild wird auch für die Depressionsbehandlung verwendet. Sie ruht vor auf zwei Säulen: Die eine „Säule" sind alle psychologischen Behandlungsoptionen. Ihre Wirkung beruht vor allem auf Gespräch und Beziehung zwischen Therapeut und Patient.

Dazu gehören: das ärztliche Gespräch (Seite 62), die psychologisch-psychotherapeutische Beratung und vor allem Psychotherapie, die ihre Bedeutung als wichtige Säule der Depressionstherapie nicht verloren hat – trotz der intensiven Forschung und der Entwicklung immer neuer antidepressiver Medikamente. Hilfen bieten zusätzliche oder verstärkende psychotherapeutische Maßnahmen im weitesten Sinne, wie etwa Entspannungsverfahren und Informationsgruppen für Betroffene und deren Angehörige.

Die andere Säule sind die biologisch begründeten Verfahren: Dies ist vor allem die Behandlung mit Medikamenten (siehe Kapitel 4, 5 und 6), besonders die Therapie mit Antidepressiva. Dazu kommen noch weitere körperliche Behandlungsverfahren wie Bewegungstherapie, Lichttherapie, Schlafentzug, Elektrokrampftherapie und andere (siehe Seite 69).

Die psychotherapeutische Säule

Nicht jeder, der unter einer Depression leidet, braucht eine große Psychotherapie – und nicht für jeden ist sie sofort verfügbar.

Ob Psychotherapie als alleinige oder eine medikamentöse Behandlung begleitende Therapie eingesetzt wird, hängt vor allem vom Schweregrad der Depression, von der Ausprägung einzelner Symptome, dem bisherigen Verlauf und vor allem der bisherigen Dauer ab. Verkürzt lässt sich sagen: Psychotherapie wird heute vor allem bei leichten bis mittelschweren Depressionen als Mittel der ersten Wahl empfohlen. Sie hat ihre Wirkung aber auch bei schweren Depressionen bewiesen. Hier spielt sie eine wichtige Rolle als begleitende langfristige und stabilisierende Maßnahme und kann auch neuen depressiven Episoden vorbeugen. Aber nicht nur eine große „richtige" Psychotherapie spielt in der Behandlung der Depression eine Rolle und ist aus dem Versorgungsalltag nicht wegzudenken.

Das unterstützende Gespräch

Von der zentralen Bedeutung des Gesprächs bei der Diagnosestellung haben Sie gelesen (Seite 54). Auch Ihr persönlicher Behandlungsplan kann nur auf der Grundlage eines vertrauensvollen Gesprächs entwickelt werden. Das Gespräch selbst kann dabei schon erste therapeutische Wirkung zeigen. Als Basispsychotherapie des Hausarztes oder der Hausärztin trägt es wesentlich zum Erfolg jeder anderen „antidepressiven" Therapie bei. Es wirkt in erster Linie stützend und aufbauend durch die Wertschätzung, die Menschen mit einer Depression hier erfahren. Für nicht wenige Betroffene ist diese Art des Gesprächs als „Basispsychotherapie" durchaus ausreichend. Seine Wirksamkeit wird häufig unterschätzt.

Als niederschwelliges Angebot erreicht es auch viele Depressive, die den Weg zum Psychotherapeuten nicht finden – sei es aus Mangel an Energie, Scham, Hoffnungslosigkeit oder schlicht, weil es keinen Psychotherapieplatz in Reichweite und naher Zukunft gibt. Niederschwellig bedeutet hier ganz konkret, dass nicht die hohe Schwelle, die das Suchen eines Psychotherapeuten und der Zeit- und Organisationsaufwand einer „großen" Psychotherapie bedeutet, überwunden werden muss. In der Fachsprache bezeichnet man das unterstützende Gespräch auch als „supportives Gespräch".

Das Gespräch bei der Behandlung mit Medikamenten

Auch im weiteren Verlauf braucht Ihr Arzt oder Ihre Ärztin das Gespräch. Denn der Verlauf der Krankheit, der möglicherweise eine Veränderung der Medikamente oder des gesamten Behandlungsplans notwendig macht, erschließt sich nur im persönlichen Kontakt. Nur Sie können von möglichen Fortschritten berichten, klagen, dass die Wirkung der Medikamente ausbleibt, oder auf unerwünschte Wirkungen hinweisen. Das heißt: Keine Depressionsbehandlung kommt ohne regelmäßigen persönlichen Kontakt, bei dem das offene vertrauensvolle Gespräche im Mittelpunkt steht, aus.

Doch nicht nur das: Ihr Arzt muss für seinen Patienten da sein – gerade in dieser schlimmsten Phase der Krankheit! Gesprächstermine mindesten zweimal pro Woche sind gerade in der Anfangsphase die Regel. Auf diese Anfangsphase folgt eine mehrwöchige, manchmal auch monatelange Stabilisierungsphase. Jetzt dient der Kontakt zum Arzt der Bearbeitung von alltäglichen oder zurückliegenden Problemen, eventuell auch der Unterstützung bei der Wiederaufnahme der Alltagsroutine und der Verarbeitung der Erfahrung, diese Krankheit durchgemacht zu haben. Immer noch ist der Austausch über tatsächliche und befürchtete unerwünschte Wirkungen der Antidepressiva wichtig. Viele Patienten trauen sich nicht, von sich aus dieses Thema anzuschneiden, und setzen die Medikamente stattdessen einfach ab, sobald es ihnen wieder besser geht. Dies gefährdet jedoch den Behandlungserfolg, denn wenn Antidepressiva zu früh abgesetzt werden, kann eine rasche Wiedererkrankung oder das Auftreten sehr unangenehmer neuer Symptome die Folge sein. Deshalb sind Gesprächstermine lange noch häufig (meist alle zwei Wochen), und erst nach Abklingen der quälenden Symptome in größeren Abständen die Regel.

Psychotherapie ja, aber welche?

Aus den beiden großen psychotherapeutischen Schulen des letzten Jahrhunderts – der Psychoanalyse und der Verhaltenstherapie – sind inzwischen ganz unterschiedliche Verfahren und Techniken entwickelt worden, die auch in der Depressionsbehandlung eine Rolle spielen. Daneben gibt es speziell für die Behandlung depressiver

---

Einen Psychiater oder Psychotherapeuten können Sie ebenso wie Ihren Hausarzt frei wählen und ohne eine spezielle Überweisung aufsuchen.

Welche psychotherapeutischen Verfahren in Deutschland zugelassen sind und welche von den Krankenkassen bezahlt werden, ist gesetzlich geregelt. Sogenannte Richtlinienverfahren sind vor allem die unten beschriebenen tiefenpsychologisch fundierten und verhaltenstherapeutischen Verfahren.

Patienten entwickelte Behandlungsansätze und Methoden.
Bekannt ist zum Beispiel die „Interpersonelle Psychotherapie". Sie gründet auf der allgemeinen Beobachtung, dass Depressionen meistens in einem zwischenmenschlichen – interpersonellen – Kontext, also entweder durch den Verlust einer wichtigen Bezugsperson oder in einem aktuellen zwischenmenschlichen Konflikt, entstehen. In ihrer Behandlungstechnik greift sie Elemente aus den beiden großen Verfahren auf.

Vereinfacht kann man derzeit sieben unterschiedliche Therapieansätze unterscheiden:

- Psychodynamische Therapien, die alte ungelöste Konflikte und Beziehungserfahrungen bearbeiten, die sich negativ auf die Gegenwart auswirken
- Problemlösungsorientierte Therapien, also Verfahren, die auf die Lösung von als aktuell belastenden erkannten Problemen fokussieren
- Die kognitive Verhaltenstherapie, die an den aktuellen negativen Gedanken und Denkfehlern ansetzt, um sie zu korrigieren
- (Verhaltensaktivierende) Verhaltenstherapie, in der der Patient lernt, aktiv zu werden, und angenehme Aktivitäten und Erfahrungen mit anderen und seiner Umgebung als solche erkennt
- Verhaltenstherapeutische Verfahren, in denen es darum geht, soziale Fertigkeiten einzuüben (Social Skills Training)
- Die interpersonelle Psychotherapie, die strukturiert an den aktuellen zwischenmenschlichen (interpersonellen) Beziehungen ansetzt, um sie zu verbessern
- Die unterstützende Gesprächstherapie, in der die Betroffenen sich im Gespräch angenommen und verstanden fühlen.

Trotz – oder vielleicht gerade wegen – der Fülle verschiedener Therapieansätze gibt es bis heute keine psychotherapeutische Standardempfehlung. Wie kann ich also ein passendes Therapieverfahren auswählen? Gibt es bessere und schlechtere Verfahren und Techniken?

Eine große Übersichtsarbeit der Universität Bern, die fast 200 Einzelstudien zu den aktuell wichtigsten Therapieverfahren mit über 15 000 Patienten ausgewertet hat, kam zu folgendem Ergebnis: Jede dieser Psychotherapien ist besser als keine (also verglichen mit der „Wirkung" eines Platzes auf der Warteliste) und: Die Wirksamkeit der unterschiedlichen Therapieformen unterscheidet sich unabhängig von der Therapieschule wenig – auch unabhängig davon, ob die Therapie individuell, in einer Gruppe oder durch ein Onlineprogramm mit persönlicher Betreuung stattfindet.

Welches gerade für Sie das richtige Therapieverfahren ist, hängt von vielen weiteren Faktoren ab – nicht zuletzt auch davon, bei welchem Psychotherapeuten, welcher Psychotherapeutin Sie möglichst bald einen ersten Termin für das Erstgespräch und anschließend auch regelmäßige Therapietermine bekommen. Genauer: Für Sie als Patient hat diese Diskussion um den aktuellen wissenschaftlichen Stand weniger Bedeutung. Denn ganz praktisch stellt sich auf der Suche nach einem Psychotherapieplatz die Frage nach dem „besseren" Verfahren oft gar nicht. Immer noch ist der Bedarf größer als das Angebot und die Wartelisten für einen Therapieplatz sind lang.

Außerdem: Wenn das Praxisschild Ihren Psychotherapeuten als Anwender eines positiv bewerteten Verfahrens ausweist, ist letztlich nicht gesichert, dass er das in einer Wirksamkeitsstudie überprüfte Therapiehandbuch in seiner therapeutischen Praxis tatsächlich einsetzt. Denn die meisten Psychotherapeuten sind trotz der strengen Richtlinien der Richtlinienpsychotherapie

Checkliste

Folgende Fragen können die Entscheidung erleichtern:

- ☐ Leuchtet mir das Behandlungskonzept des Psychotherapeuten oder der Psychotherapeutin ein?
- ☐ Verwendet er oder sie ein wissenschaftlich überprüftes, speziell „antidepressives" Verfahren?
- ☐ Kann ich das Konzept und die Ziele für mich akzeptieren?
- ☐ Habe ich den Eindruck, der Psychotherapeut ist an mir, meiner Geschichte interessiert, oder behandelt er mich als „Objekt" seines Verfahrens?
- ☐ Habe ich Vertrauen?
- ☐ Fühle ich mich wohl, angenommen, verstanden?
- ☐ Stimmt die persönliche „Chemie"?
- ☐ Kann ich mir vorstellen, über Wochen, Monate, bei einer Langzeitbehandlung auch über Jahre, hierherzukommen?

Wer mit einem antidepressiven Online-Programm arbeitet, muss wissen: Bei Verschlimmerung der depressiven Symptomatik, wenn Gedanken an eine Selbsttötung nicht mehr abzuweisen sind, wenn die Verzweiflung wächst, ist sofortige persönliche Hilfe durch einen Arzt oder Psychotherapeuten (lebens)notwendig!

inzwischen offen für Elemente aus anderen Verfahren und wenden sie auch in ihrem Praxisalltag an.

Die Psychotherapeutin, den Psychotherapeuten wählen

In den Therapien, die eine besonders gute Wirkung erzielten, fanden sich eine Reihe gemeinsamer Merkmale:

- Sie orientieren sich an den Erkrankten.
- Sie nutzen ihre Möglichkeiten, Fähigkeiten, Stärken.
- Sie machen Probleme, die in der Therapie verändert werden sollen, den Betroffenen unmittelbar erfahrbar.
- Sie fördern die Einsicht in diese Probleme und tragen zur Klärung problematischen Erlebens und Verhaltens bei.
- Sie fördern die Selbstreflexion und das „In-sich-Schauen" der Patienten und leiten sie an, sich selbst und die Gründe für ihr Handeln besser zu verstehen und gegebenenfalls zu korrigieren.
- Sie unterstützen die Patienten bei der Bewältigung dieser Probleme und ermöglichen ihnen positive Erfahrungen bei dieser Bewältigung.
- Und nicht zuletzt: Sie stellen eine gute Beziehung zwischen dem Therapeuten und seinen Patienten her.

Das heißt: Es gibt nur wenig, was tatsächlich als wirksames Element nachgewiesen werden konnte. Als wichtigstes Merkmal und Grundlage jeder guten Therapie gilt die Qualität der Beziehung zwischen Therapeut und Patient. Verändern wir also die Frage. Aus „Welche Psychotherapie ist besser" wird „Welche Psychotherapeutin, welcher Psychotherapeut ist besser für mich persönlich? Wer passt zu mir? Wenn Sie die Wahl haben: Scheuen Sie sich nicht, mehrere Erstgespräche, auch bei verschiedenen Psychotherapeuten, zu führen. Sie müssen sich gut aufgehoben und verstanden wissen. Die letzte Entscheidung liegt bei Ihnen.

Hilfe zur Selbsthilfe

Es ist vor allem die Kognitive Verhaltenstherapie (KVT), die Programme entwickelt hat, mit denen Betroffen selbstständig an ihren depressiven Denkmustern arbeiten können. Denn eines der vielen Symptome einer Depression ist das depressive Denken: Wer depressiv ist, sieht und denkt alles schwarz. Die Folge dieser düsteren Weltsicht sind dann depressive Antriebslosigkeit, Freudlosigkeit, Selbstvorwürfe und Selbsthass (Seite 33). Inzwischen gibt es eine ganze Reihe überprüfter Anleitungen – in Buchform, aber auch als CD oder computergestütztes Programm. Diese Art der Selbsthilfe ist sinnvoll, effektiv und nachweislich antidepressiv, wenn der depressive Anwender in der Lage ist, sich selbst zu motivieren, konsequent am Ball zu bleiben und die Aufgaben, die ihm gestellt werden, zu erledigen. Sie dienen vielen Betroffenen auch als Überbrückung, bis sie möglicherweise erst nach vielen Wochen einen Psychotherapieplatz finden.

(Selbst-)Hilfe online

Die kognitive Verhaltenstherapie (KVT) ist Basis einiger internetbasierter Therapieprogramme. Diese sind gewissermaßen der Therapeut, der sich – da interaktiv – auch auf den Patienten am PC, Laptop, Tablet oder Handy einstellen kann, sich flexibel an seine Situation anpassen und auf seine Bedürfnisse und Möglichkeiten eingehen kann. Solche Programme gibt es heute beispielsweise durch unterstützenden E-Mail- oder Telefonkontakt mit einem Arzt, Berater oder Psychotherapeuten. Die beiden in Deutschland bekanntesten Programme sind derzeit Deprexis 24 und Novego. Ihre Wirksamkeit ist inzwischen gut belegt.

Die biologische Säule: Medikamente und mehr

Akute Depressionen lassen sich heute gut mit Medikamenten behandeln. Aber auch an andere auf der körperlichen Ebene ansetzende Behandlungsmöglichkeiten sollte gedacht werden.

Ohne Antidepressiva wären die entscheidenden Therapieerfolge, wie wir sie heute verzeichnen können, nicht möglich. Welche medikamentösen Behandlungsmöglichkeiten es im Einzelnen gibt und wann welche Medikamente zum Einsatz kommen, ist Gegenstand der Kapitel 5 und 6 (ab Seite 95). Auch wenn solche Medikamente in vielen Fällen helfen können, bestehen ihnen gegenüber viele Vorbehalte und Befürchtungen. Neben Arzneimitteln gibt es einige weitere Behandlungsoptionen, die über die körperlichen Prozesse auf eine Depression Einfluss nehmen: Zu erwähnen sind in erster Linie Schlafentzug, repetitive transkranielle Magnetstimulation und elektrokonvulsive Therapie.

Psychopharmaka – nein danke?

Viele Menschen sind gegenüber der Einnahme von Psychopharmaka skeptisch eingestellt. Sie befürchten, dass sie davon abhängig werden könnten. Die Wurzel dieser Befürchtung reicht bis in die 1960er und 1970er Jahre zurück: In dieser Zeit waren angstlösende Mittel aus der Gruppe der Benzodiazepine (siehe Seite 140) breit in der allgemeinärztlichen Verordnung etabliert. Diese Medikamente zeichnen sich durch raschen Wirkungseintritt bei Angst- und Schlafstörungen aus; sie sind auch im Allgemeinen anfangs gut verträglich. Jedoch können sie, zum Teil schon nach kurzer Zeit, abhängig machen. Abhängigkeit bedeutet, dass die erwünschte Wirkung immer schwächer wird. Dadurch kann eine Tendenz zur Dosiserhöhung gefördert werden. Dies kann zu einer dauerhaften Abhängigkeitserkrankung führen, von der die Betroffenen zumeist ohne fremde Hilfe nicht mehr loskommen. Aber auch bei geringen Dosierungen kommt es zu einer fortbestehenden Abhängigkeit („low-dose-dependency").

So ist ein weitverbreitetes Misstrauen in Psychopharmaka überhaupt entstanden. Die am häufigsten geäußerten Befürchtungen sind:

- Ich werde abhängig
- Meine Persönlichkeit verändert sich
- Psychopharmaka machen mich psychisch noch kränker.

In vielen Studien konnte jedoch nachgewiesen werden, dass gerade diese Befürchtungen nicht berechtigt sind. Es besteht keine Gefahr, von antidepressiven Medikamenten abhängig zu werden, auch wenn das Absetzen nach langdauernder Einnahme Probleme mit sich bringen kann (siehe Seite 88). Dauerhafte psychische Schäden sind aber nicht zu erwarten. Auch die befürchteten Persönlichkeitsveränderungen konnten nicht beobachtet werden. Eher könnte man es so ausdrücken: Eine Depression verändert die Persönlichkeit. Antidepressiva dagegen helfen, wieder schneller ganz „der oder die Alte" zu werden.

→ Umfrage: Angst vor Psychopharmaka

Im Rahmen des Kompetenznetzes Depression wurde in Nürnberg eine repräsentative Umfrage durchgeführt. Diese hatte die Einnahme von Antidepressiva zum Thema. Über 80 Prozent der Befragten gaben an, dass sie Angst vor diesen Medikamenten hätten. Trotz einer breit angelegten Aufklärungskampagne, bei der auch die Problematik der Antidepressiva angesprochen wurde, zeigte sich nach zwei Jahren bei Folgebefragungen kein Unterschied in der grundsätzlich negativen Einstellung.

Freilich haben die oft zu schnelle Verordnung von Antidepressiva und manche erst allmählich bekannt gewordene Risiken zu einer Reihe sehr kritischer Veröffentlichungen geführt, die an den Patienten nicht vorbeigegangen sind. Die Wahrheit dürfte wie so oft in der Mitte liegen: Antidepressiva sind keine Allheilmittel gegen jede Art psychischer Beschwerden.

Schlafentzug als Therapie

Ein wesentliches Symptom von Depressionen sind Schlafstörungen (Seite 35), und zwar Störungen des Schlafzyklus, der bei gesunden Menschen aus einer ganz bestimmten regelmäßigen Abfolge von vier unterscheidbaren Schlafphasen besteht. Unter Schlafentzug versteht man ein Wachbleiben während der Nacht, ohne den Schlaf am folgenden Tag nachzuholen. Dies unterbricht die Wirkung einzelner Schlafstadien, die offenbar depressionsverstärkend wirken. Man vermutet auch, dass der Schlafentzug die Ausschüttung von Botenstoffen und Hormonen verändert und somit in das neurobiologische Depressionsgeschehen direkt eingreift. Leider ist sein Erfolg nicht nachhaltig. Hat er sich aber ein- oder zweimal als therapeutisch erfolgreich erwiesen, sollte er wöchentlich wiederholt werden.

Im deutschsprachigen Raum wird Schlafentzug in vielen psychiatrischen Kliniken zur Depressionsbehandlung eingesetzt. Wer ihn so kennengelernt hat, kann versuchen, die Methode zu Hause fortzusetzen. Aber Achtung: Wirklich wachzubleiben ist nicht einfach, und leider reichen einige Minuten „Einnicken" schon aus, um die Wirkung des Schlafentzugs zunichtezumachen.

Repetitive transkranielle Magnetstimulation und elektrokonvulsive Therapie

Diese beiden Therapien setzen direkt im Gehirn an. Bei der repetitiven transkraniellen Magnetstimulation wird ein kleines Areal der vorderen linken Hirnhälfte einem starken Magnetfeld ausgesetzt. Bei der elektrokonvulsiven Therapie (EKT) werden bestimmte Hirnareale mit elektrischem Strom durchflutet, was einen Krampfanfall auslöst. Beide Verfahren sind gut wirksam.

Die Magnetstimulation wirkt in erster Linie bei jüngeren Patienten mit leichter bis mittelschwerer Depression, die EKT hat sich vor allem bei älteren Patienten mit schweren (oft auch chronischen) Depressionen als effektiv erwiesen. Hier gilt sie als erfolgreichste Behandlung. Sie wird vor allem eingesetzt, wenn andere Behandlungen versagt haben. Normalerweise wird sie stationär in einer Serie von 6 bis 12 Behandlungen im Abstand von 2 bis 3 Tagen durchgeführt. Die Behandlung geschieht unter Vollnarkose und ist für die Patienten schmerzfrei.

Die passende Behandlung finden

Depression ist nicht gleich Depression. Die Behandlung muss dem gerecht werden – und auch dem Patienten, der unter ihr leidet.

Unterschiedliche Depressionen erfordern unterschiedliche therapeutische Herangehensweisen. Diese hängen zum Beispiel davon ab, ob die Depression zum ersten Mal auftritt oder ob es schon frühere ähnliche Episoden gab. Vor allem phasenhafte Verläufe, die sich mit Hochs, also manischen Phasen, abwechseln, bedürfen einer besonderen Behandlung. Eine Depression, die wie aus heiterem Himmel kommt, die Gewichtsverlust, Schlafstörungen, Tagesschwankungen, Verlangsamung der Bewegung und starke Einengung des Denkens mit sich bringt, wird zunächst vorrangig mit Medikamenten behandelt.

Behandlung passend zum Krankheitsbild

Eine Depression, die als Reaktion auf ein bestimmtes Ereignis, wie etwa den Verlust eines geliebten Menschen, entstanden ist, oder eine Dysthymie, eine chronische depressive Verstimmtheit, bedürfen dagegen meist vorrangig einer Psychotherapie. Bei manchen Betroffenen sind aber auch hier Medikamente hilfreich. Sind die diagnostischen Fragen geklärt, kann Ihr Arzt, Ihr Psychotherapeut gemeinsam mit Ihnen entscheiden:

- Psychotherapie ja oder nein? Wenn ja, welche Art der Psychotherapie?
- Medikamente ja oder nein? Wenn ja, welche Medikamente?
- Sind weitere Behandlungsverfahren sinnvoll oder gar notwendig?

Als allgemeine Richtschnur gilt heute die Übersicht „Welche Behandlung bei welchem Krankheitsbild?“ auf Seite 71.

Behandlung passend zum Stadium

Während in der Übersicht rechts die unterschiedlichen Therapiemöglichkeiten abhängig von der Diagnose zusammengestellt sind, zeigt „Die Reihenfolge der Therapieziele“ auf Seite 73, wie die Behandlung dem Stadium der Depression angepasst wird.

Jeder depressive Mensch erlebt in seiner Krankheit verschiedene Stadien. In den wenigsten Fällen kommt – bei einem gesunden Menschen – eine schwere Depression über Nacht. Ebenso wenig verschwindet die-

Welche Behandlung bei welchem Krankheitsbild?

Welche Behandlung bei welchem Krankheitsbild?	Antidepressiva	Psychotherapie	Zusatzbehandlung
Leichte Depression	- bis +	++	Beratung, ärztliches Gespräch, ggf. kurzzeitige Einnahme von Beruhigungsmitteln, ggf. Schlafentzug
Mittelschwere Depression	- bis ++	++	Schlafphasen-Verlagerung, allgemeine Maßnahmen wie Sport
Schwere Depression	+++	+ (+++)[1]	Beruhigungsmittel (Benzodiazepine, Seite 140), ggf. Schlafentzug, Schlafphasen-Verlagerung
Anpassungsstörung mit depressiver Verstimmung (reaktive Depression)	- bis +	+++	Ggf. kurzzeitige Einnahme von Beruhigungsmitteln (Benzodiazepine, Seite 140)
Dysthymie (chronische depressive Verstimmtheit, depressive Neurose)	- bis ++	+++	Allgemeine Maßnahmen wie Sport, Entspannungsverfahren, Selbsthilfegruppen
Saisonal abhängige Depression	+	+	Lichttherapie, ggf. Schlafentzug
Bipolare Störung (manisch-depressive Störung)	+++	+, evtl. bis ++	Psychoedukation

+ = sinnvoll; ++ = notwendig; +++ = unverzichtbar

(1) Keine Regel ohne Ausnahme: Es gibt leicht depressive Patienten, die unbedingt ein Medikament benötigen, und bei manchen schwer depressiv Erkrankten kann eine Psychotherapie unverzichtbar sein.

In der Regel ist für mittelschwer bis schwer depressiv Erkrankte eine Kombination von medikamentöser und psychotherapeutischer Behandlung hilfreicher als eine so genannte Monotherapie, die auf nur eine der beiden Säulen ruht.

se von einem Tag auf den anderen. Behandlungen müssen diesen Ablauf einer depressiven Störung berücksichtigen.

Es ist sinnlos, wenn nicht gar gefährlich, einem schwer depressiven Menschen mit aufmunternden Worten, Appellen an den Willen und einem ausgefeilten Aktivitäts- und Ablenkungsprogramm zu begegnen. Dadurch können Schuld- und Versagensgefühle verstärkt werden. Es macht auch keinen Sinn, in einer schweren Depression ein Aufarbeiten der Vergangenheit ins Auge zu fassen oder gar die rasche Lösung aktueller Konflikte zu verlangen. Beim Abklingen der Depression auf solche therapeutischen Zielsetzungen zu verzichten, ist jedoch ebenso falsch.

Jetzt geht es darum, Aktivitätspläne zu erarbeiten, im Gespräch ein Aufarbeiten der Depression und ihrer Auslöser zu ermöglichen. Wichtig wird jetzt auch psychotherapeutische Unterstützung bei der Bewältigung der Erfahrung, an einer Depression erkrankt zu sein.

Viele Menschen, die die Erkrankung hinter sich haben, brauchen professionelle Hilfe bei der Planung der nächsten und übernächsten Schritte, die eine Rückkehr in den Alltag erlauben und dessen Organisation erleichtern oder erst ermöglichen. Erfahrene Psychiater und Psychotherapeuten sprechen deshalb von einer phasengerechten Unterstützung des depressiven Menschen.

Nicht immer lassen sich alle Ziele auf einmal realisieren. Geduld ist gefragt – aufseiten des Patienten ebenso wie aufseiten des Therapeuten.

Ambulant oder stationär?

Für die meisten depressiven Menschen ist eine Behandlung außerhalb der Klinik ausreichend. Bei schweren und lang andauernden Depressionen kann aber auch ein Klinikaufenthalt notwendig werden. Dies gilt insbesondere, wenn die Depression mit wiederkehrenden Selbsttötungsgedanken verbunden ist.

Hierfür stehen zum einen die psychiatrischen Ambulanzen, die jedes Krankenhaus in Deutschland betreiben darf, zur Verfügung. Hier wird nicht nur ärztliche oder psychotherapeutische Behandlung angeboten, sondern die komplette Leistung eines spezialisierten Teams, also auch Beschäftigungs- und Kunsttherapie, Musik-

Checkliste

Die Reihenfolge der Therapieziele

Es ist sinnvoll, die Ziele einer Therapie zu staffeln und in eine gewisse Reihenfolge zu bringen, um sie dann schrittweise anzugehen.

- ☐ Entlastung und Linderung der Symptome (vor allem bei schweren Depressionen) durch schrittweise Aktivierung
- ☐ Stärkung nichtdepressiven Verhaltens und Denkens
- ☐ Einsicht und Lernen: Erkennen depressiver Risiken in der Persönlichkeitsstruktur und Erlernen einer Gegensteuerung im Alltag
- ☐ Eigenverantwortliche Änderung depressionsfördernder Umweltfaktoren
- ☐ Gegebenenfalls bei schweren, häufig wiederkehrenden Depressionen: Vorbeugung mit Medikamenten

therapie und – was nicht selten erforderlich und hilfreich ist – Beratung und Hilfestellung durch Sozialarbeiter.

Eine intensivere Behandlung bieten Tageskliniken: In ihnen erhalten Patienten über einen ganzen Tag verteilt therapeutische Hilfe, eigentlich fast so intensiv wie bei einer vollstationären Behandlung. Tageskliniken kommen aber an ihre Grenze, wenn die Depression so schwer ist, dass Betroffene sich gar nicht mehr täglich auf den Weg in eine solche Einrichtung machen können, wenn Antrieb und Kraft also völlig darniederliegen. Dann muss an eine vollstationäre Behandlung gedacht werden, wie auch in Fällen, wo Lebensüberdruss und Todeswünsche übermächtig zu werden drohen.

Noch einmal kurz und knapp

Jeder individuelle Behandlungsplan kommt um die Beantwortung der wesentlichen vier diagnostischen Fragen nicht herum.

- Unter welcher Depression leide ich?
- Wie schwer ist meine Depression?
- Welchen Verlauf hat sie bisher genommen, welchen wird sie voraussichtlich ohne Behandlung nehmen?
- Wo im Verlauf einer Depression befinde ich mich gerade?

Die Antworten auf diese Fragen entscheiden darüber, ob ein psychologisches Verfahren oder ein biologisch begründetes wie Medikamente infrage kommt. Erscheinen beide Wege sinnvoll oder notwendig, entscheiden die Antworten auch darüber, welches Gewicht die einzelnen Verfahren bei der Behandlung Ihrer Depression erhalten sollen.

Leitliniengerechte Behandlung

Leitlinien unterstützen bei der Entscheidung, wie die einzelnen Verfahren bei den verschiedenen Formen der Depression eingesetzt werden.

Inzwischen gibt es für viele Krankheiten medizinische Leitlinien, die sowohl auf dem aktuellen wissenschaftlichen Erkenntnisstand als auch auf der Praxiserfahrung von Experten beruhen. Auch für die Behandlung der depressiven Störung gibt es eine solche Leitlinie, die „Nationale Versorgungsleitlinie unipolare Depression". Erstellt wurde sie im Auftrag der Arbeitsgemeinschaft der Wissenschaftlichen Medizinischen Fachgesellschaften (AWMF), der Bundesärztekammer und der Deutschen Gesellschaft für Psychiatrie und Psychotherapie, Psychosomatik und Nervenheilkunde (DGPPN) als gemeinsame Empfehlung und Entscheidungshilfe. Als sogenannte S3-Leitlinie gehört sie zu den Leitlinien, deren wissenschaftliche Absicherung dem höchsten derzeit vorgegebenen Standard genügt.

Viele an einem Tisch

Was die Nutzer (professionelle Helfer ebenso wie Patienten) wissen müssen: Eine Leitlinie spiegelt nicht die „reine Wissenschaft" wieder. Neben der wissenschaftlichen Beleglage spielen für die Wertung weitere Kriterien eine Rolle:

- Abwägung von Nutzen und Risiken wie etwa unerwünschten Wirkungen bei Medikamenten
- Umsetzbarkeit im Alltag
- ökonomische Überlegungen (bei gleicher Wirksamkeit wird in der Regel die günstigere Variante empfohlen).

Außerdem: Eine Leitlinie wird von Experten der verschiedenen Berufsgruppen und Therapieschulen, aber auch von Patientenvertretern gemeinsam diskutiert und entwickelt. Eine Leitlinie ist immer auch das Ergebnis eines Kompromisses der unterschiedlichen Interessen der einzelnen mitwirkenden und diskutierenden Fachgesellschaften. Wer an einer Leitlinie mitarbeitet, muss erklären, ob und gegebenenfalls welche Verbindungen er zu pharmazeutischen Herstellern hat.

Leitlinien als Orientierungshilfe

Leitlinien verstehen sich als Therapieempfehlung. Sie sind keine Richtlinien, nach denen sich Ärzte und Psychotherapeuten richten müssen. Denn die Entscheidung, welche Therapie für diesen oder jenen Patienten die richtige ist, kann nur im Einzelfall und mit dem Patienten oder der Patientin gemeinsam getroffen werden. Auch bei aktuell eindeutiger, in wissenschaftlichen Studien gewonnener Datenlage über die Wirksamkeit einer Therapieoption müssen immer auch andere Aspekte im Behandlungsplan berücksichtigt werden. Argumente für oder gegen eine bestimmte Behandlung können zum Beispiel sein:

- Wirklatenz: Wie lange dauert es, bis diese oder jene Behandlung wirkt?
- Nachhaltigkeit: Wie lange hält der Therapieerfolg an?
- Unerwünschte Wirkungen: Welche Risiken und Nebenwirkungen sind möglich?
- Verfügbarkeit: Gibt es diese oder jene Therapie vor Ort?

Außerdem spielt immer auch der Wunsch und die Lebenswirklichkeit des Patienten oder der Patientin eine Rolle. Das heißt: Die Behandlung Ihrer Depression muss der Psychobiologie – also der psychischen und der körperlichen Ebene der Depression – gerecht werden, aber auch zu Ihnen persönlich passen! Ausschlaggebend für die Wahl einer Therapie sind immer Ihre ganz persönliche Geschichte, Ihr Leiden, Ihre Bedürfnisse und Ihre Möglichkeiten!

▶ **Sie finden die Nationale Versorgungsleitlinie Unipolare Depression – auch in einer Fassung als Patientenleitlinie – im Internet unter www.leitlinien.de/nvl/depression**

Es gibt auch eine deutsche Leitlinie zu Diagnose und Behandlung einer bipolaren Erkrankung, zu finden unter www.leitlinie-bipolar.de/

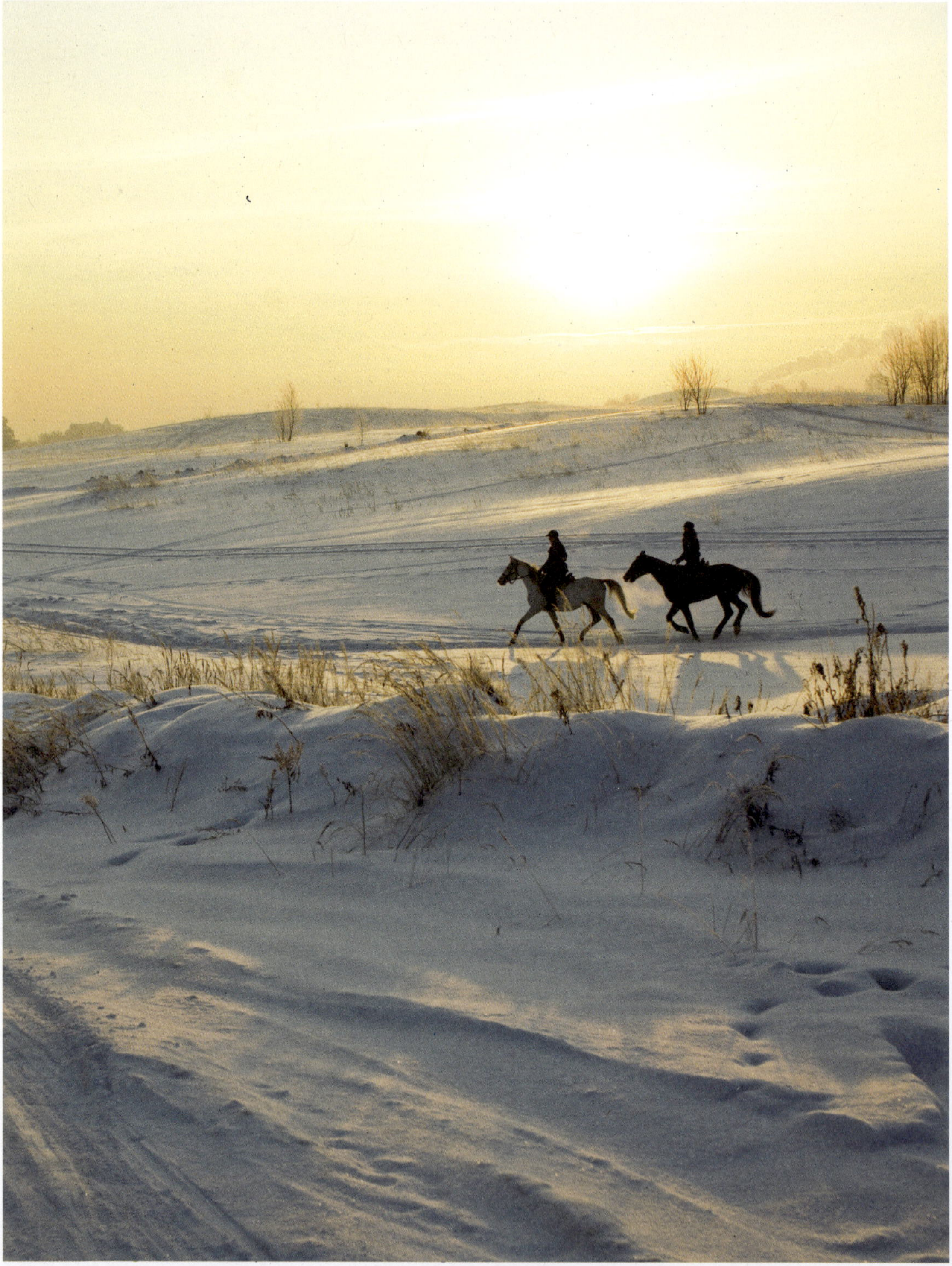

Medikamente richtig einsetzen

Seit den 1950er Jahren sind Antidepressiva fester Bestandteil der Depressionsbehandlung. Mittlerweile sind Medikamente aus verschiedenen Wirkstoffklassen im Einsatz, deren Wirksamkeit auch im Vergleich untereinander in vielen klinischen Studien untersucht wurde.

→ Antidepressiva bieten wichtige Unterstützung, wenn es darum geht, die Symptome einer Depression in überschaubarer Zeit zu bessern. Sie bewirken im günstigen Falle, dass die einzelnen Beschwerden nach und nach verschwinden. Je nach Erscheinungsbild der Depression kann dies auf sehr unterschiedliche Weise und in sehr unterschiedlichen Zeiträumen geschehen. Und nicht selten tritt kein Erfolg ein.

Denn: Nicht jedes Medikament ist für jeden Patienten oder jede Patientin gleichermaßen geeignet, und nicht immer ist gleich das erste verordnete Mittel das richtige. Mit einer systematischen Herangehensweise besteht aber die Chance, dass schließlich ein individuell passendes Medikament gefunden wird. In manchen Fällen bleiben die Medikamente aber leider ohne die erwünschte Wirkung.

In keinem Fall sollte man zu früh die Geduld verlieren und allzu schnell auf ein anderes Medikament wechseln. Oft müssen vier bis sechs Wochen vergehen, bis sich die Anzeichen der Depression merklich bessern.

Depressionsbehandlung: Die Schule der Langsamkeit

Wenn Sie an einer Depression leiden, können Sie auch bei Einnahme von Medikamenten nicht damit rechnen, dass alle Ihre Beschwerden mit einem Mal verschwinden.

Viele Menschen haben bei der Medikamenteneinnahme das Modell „Kopfschmerztablette" vor dem inneren Auge: Ich habe Kopfschmerzen, ich nehme eine Tablette, die Kopfschmerzen sind weg. Dies trifft für Antidepressiva nicht zu: In einem Fall bessern sich vielleicht zuerst die Angst oder die Schlafstörungen, in einem anderen Fall stellt sich zunächst eine Stimmungsaufhellung ein, ohne dass die Schlafstörungen vergehen. Oftmals kehren Antrieb und Energie nur langsam zurück. Und in manchen Fällen sind die Medikamente leider ohne die erwünschte Wirkung.

Besserung Schritt für Schritt

Es kann vorkommen, dass der Appetit zunächst zunimmt und eine in der Depression aufgetretene Gewichtsabnahme sich ausgleicht (was von den Betroffenen dann manchmal als Gewichtszunahme unter Antidepressiva-Behandlung erlebt wird). Andere Patienten spüren vielleicht zuerst das Nachlassen von innerer Unruhe und Anspannung. All das kann Tage bis Wochen dauern. Üblicherweise rechnet man damit, dass unter Antidepressiva-Behandlung zunächst einmal vier bis sechs Wochen vergehen müssen, bis ein Ansprechen überhaupt vom Arzt beurteilt werden kann.

Wenn Sie von einer Depression betroffen sind, können Sie häufig durch die Medikamente bewirkte Veränderungen noch nicht wahrnehmen, die Ihnen Ihr Arzt mitteilt: „Sie können ja wieder lächeln, Sie haben wieder einen kräftigen Händedruck, Sie sehen längst nicht mehr so erschöpft aus, wie zu Beginn unserer Behandlung". Oft verändert sich bei depressiven Patienten die Körpersprache, bevor Stimmungsveränderungen wahrgenommen werden können. Deswegen sollten Sie derartige Mitteilungen nicht abtun! Im Gegenteil: Sie zeigen Ihnen, dass Sie auf dem richtigen Weg sind.

Es gibt Hinweise auf eine Besserung, die sich bereits ganz früh zeigen können: Manche Patienten schildern zum Beispiel schon in den ersten zehn Tagen der Einnahme, dass sie besser schlafen, sich entspannter fühlen, dass die innere Unruhe vorbei ist, dass die Tagesschwankungen vielleicht weniger stark ausgeprägt sind. Dies sind positive Hinweise für den Arzt oder die Ärztin, dass man an der Therapie festhalten sollte und dass mit einer weiteren Besserung zu rechnen ist.

Nicht zu früh auf ein anderes Medikament wechseln

Viele von einer Depression Betroffene haben große Schwierigkeiten, sich auf den langsamen Wirkeintritt einzulassen. Sie erwarten von einem Antidepressivum, dass die Symptome innerhalb weniger Stunden oder Tage verschwunden sein werden. Dies kann dazu führen, dass häufig viel zu früh medikamentöse Behandlungsstrategien gewechselt werden, dass zu rasch auf andere Medikamente umgestiegen wird. Manchmal kann es auch an der Ungeduld des Behandlers liegen, der schnell einen Therapieerfolg sehen möchte.

Davor ist zu warnen: Es verspricht keinen Erfolg. Jedem Medikament muss genügend Zeit eingeräumt werden, um zu wirken. Betroffene und Ärzte brauchen sehr viel Geduld. Das fällt umso schwerer, als oftmals schon eine Menge Zeit vergangen ist: Viele depressive Patienten suchen spät fachliche Hilfe auf und haben schon über Monate die unterschiedlichen Beschwerden der Depression ertragen. Sie setzen dann vielleicht sehr viel Hoffnung auf Medikamente als neue Behandlungsoption und sind oft schon viel zu früh enttäuscht, weil sie meinen, diese Behandlung bringe Ihnen nichts. In diesen Situationen kann es notwendig sein, bis zur ersten spürbaren Wirkung des Antidepressivums beruhigende Medikamente einzusetzen, die schon in den ersten Tagen der Behandlung quälende Unruhe oder Schlafstörungen bessern (siehe Benzodiazepine, Seite 140).

→ Die Serotonin-Hypothese

Die Serotonin-Hypothese wurde in den 60er Jahren des vergangenen Jahrhundert formuliert. Danach sollte ein Serotoninmangel an der Kommunikationsstelle von Nervenzellen, die an der Regulation unserer Gefühle beteiligt sind sind, Hauptursache der Depression sein. Eine ganze Medikamentengeneration, die selektiven Serotonin-Wiederaufnahmehemmer (SSRI) entstand. Mittlerweile weiß man, dass es so einfach nicht ist. Das Zusammenspiel der verschiedenen Neurotransmitter kann man sich wie ein hochbewegliches Mobile vorstellen: Wenn man es an einer Stelle berührt, gerät alles in Bewegung. Außerdem sind es nicht nur die Botenstoffe: Auch Veränderungen im Inneren der Nervenzelle, die letztlich noch nicht abschließend bekannt sind, spielen eine wichtige Rolle. Auch die Wirkung körperlicher Erkrankungen auf die Entstehung einer Depression ist noch nicht wirklich aufgeklärt.

Nicht alle, aber viele wirken

Eine kürzlich durchgeführte Untersuchung ging noch einmal der Frage nach, in welchem Ausmaß die als Antidepressiva eingesetzten Medikamente tatsächlich antidepressiv wirken.

→ In der groß angelegten, vom Oxford Health Biomedical Research Centre und von der Japanischen Gesellschaft zur Förderung der Wissenschaft finanzierten Untersuchung, wurden die gebräuchlichen Antidepressiva miteinander verglichen. Das Ergebnis: Die untersuchten Medikamente „wirken" auf die eine oder andere Weise gegen Depressionen – sie unterscheiden sich aber hinsichtlich ihrer Wirkstärke und ihrer Verträglichkeit.

Insgesamt ist ihre Wirksamkeit eher mäßig. Ein Problem liegt darin, dass manche der älteren Wirkstoffe eine wohl stärkere Wirksamkeit haben, dafür aber wiederum mit recht unangenehmen Nebenwirkungen belastet sind. Alles in allem aber ist die Verträglichkeit der verschiedenen Antidepressiva statistisch nicht sehr unterschiedlich, sofern man die Abbruchrate seitens der Patienten zugrunde legt.

Es ist aber immer so, dass für den einen diese, für einen anderen jene Nebenwirkungen lästiger oder gar gefährlich sind. Deshalb werden auch die älteren, vor allem die sogenannten trizyklischen Antidepressiva (siehe Seite 123), in Deutschland nach wie vor in großem Umfang verordnet. Es kann also vorkommen, dass Ihr Arzt oder Ihre Ärztin sehr bewusst ein älteres Antidepressivum für Sie auswählt.

Antidepressiva – ein Überblick

Die ersten Antidepressiva wurden, wie viele andere Medikamente auch, in ihrer Wirkung eher zufällig entdeckt – lange bevor man ihre Wirkungsweise im Gehirn zu verstehen begann. Erst nach und nach fand man den spezifischen Wirkmechanismus heraus, nämlich die hemmende Wirkung auf das Enzym Monoaminooxidase (MAO). Daher erhielt diese auch heute noch – wenn auch selten – verwendete Wirkstoffgruppe die Bezeichnung MAO-Hemmer. Das Enzym Monoaminooxidase baut wichtige Botenstoffe im zentralen Nervensystem ab, in erster Linie Serotonin, Noradrenalin und Dopamin (siehe Seite 59). Wird der Abbau gehemmt, wirken die Überträgerstoffe länger und stärker. Da man davon ausgeht, dass Depressionen mit einer veränderten Konzentration dieser Botenstoffe im Gehirn einhergehen, lässt sich so die Wirkung der MAO-Hemmer erklären. Ihr Einsatz muss unter besonderen Vorsichtsmaßnahmen erfolgen, da sie besonders gefährliche Nebenwirkungen auslösen können, insbesondere wenn die vorgeschriebene Diät nicht eingehalten wird.

Ebenfalls seit Langem etabliert sind die sogenannten trizyklischen Antidepressiva (siehe Seite 123). Ihren Namen verdanken sie ihrem chemischen Aufbau. Trizyklische Antidepressiva gehören zu den am frühesten eingeführten Wirkstoffen. Sie sind immer noch der Goldstandard der medikamentösen Depressionsbehandlung: Alle neueren Medikamente müssen sich an ihrer nachgewiesenen antidepressiven Wirkung messen lassen.

Die meisten trizyklischen Antidepressiva wirken auf mehrere Botenstoffe im Gehirn, also auf mehrere Transmittersysteme, vor allem auf Serotonin und Noradrenalin, aber auch auf Azetylcholin, Histamin und andere. Die Wirkung auf andere Botenstoffe als Noradrenalin und Serotonin ist zum Teil für die unerwünschten Wirkungen dieser Wirkstoffgruppe verantwortlich. Der Vorteil dieser Substanzen ist, dass man über den Zusammenhang von Wirksamkeit und der dazu nötigen Konzentration des Wirkstoffs im Blut gut Bescheid weiß, sodass die korrekte Dosierung gut gesteuert werden kann.

Später erst entdeckte man andere Wirkmechanismen, mit denen die Konzentration nur einzelner wichtiger Botenstoffe auf hohem Niveau gehalten werden konnte. Vor allem war dies die selektive Serotonin-Wiederaufnahmehemmung. Sie verhindert, dass der an den Nervenenden freigesetzte Botenstoff Serotonin wieder in die Nervenzelle aufgenommen und dadurch unwirksam gemacht wird. So steht dem Gehirn mehr von diesem Botenstoff zur Signalübertragung zur Verfügung und das auch noch für längere Zeit. Inwieweit aber ihre klinische Wirksamkeit damit zusammenhängt, ist freilich eine nach wie vor ungelöste Frage.

Mit der Zeit haben pharmazeutische Hersteller immer mehr selektive Antidepressiva entwickelt und auf den Markt gebracht, die entweder ausschließlich auf den Stoffwechsel von Serotonin oder von Noradrenalin wirken. In der überwiegenden Zahl der heute verordneten Medikamente gegen Depressionen handelt es sich um selektiv wirksame Serotonin- oder Noradrenalin-Wiederaufnahmehemmer (SSRI bzw. SNRI, siehe Seite 112 bzw. 115). Daneben gibt es inzwischen Antidepressiva, die über ganz andere Wirkmechanismen in das Wechselspiel der Botenstoffe eingreifen sollen, beispielsweise über das Hormon Melatonin (siehe Agomelatin, Seite 99). Sie scheinen keine besonderen Vorteile zu bieten.

Pflanzliche Antidepressiva aus Johanniskrautextrakt spielen in der Therapie eine beschränkte Rolle (siehe Seite 103). Sie werden bei leichten bis mittelschweren Depressionen eingesetzt und zeigen eine gute Verträglichkeit. Aber auch sie sind nicht frei von Nebenwirkungen. Es besteht ein beachtliches Wechselwirkungspotenzial mit anderen Medikamenten.

Gute Botschaften für unser Gehirn

Die Experten sind sich bisher nicht einig darüber, ob Medikamente mit sehr selektiver Wirkung besser sind als solche, die auf mehrere Botenstoffe Einfluss nehmen.

Wichtiger ist, auch angesichts der Tatsache, dass eine Depressionsbehandlung lange dauern kann, dass die Medikamente wenig Nebenwirkungen und insgesamt möglichst wenige Störeffekte auf das vegetative (autonome) Nervensystem (siehe Seite 15) haben. Ein solches Antidepressivum gibt es leider nicht. Die entscheidende Frage lautet deshalb: Ist die klinische Wirksamkeit so groß, dass es sich vertreten lässt, das Nebenwirkungsrisiko in Kauf zu nehmen?

Die erste Generation von Antidepressiva war über viele Jahrzehnte der Goldstandard. Ihre weitgehend konstant gebliebene Verordnung wurde ab den 1990er Jahren durch die Entwicklung der selektiven Serotonin-Wiederaufnahmehemmer (SSRI) überholt, auch aufgrund der sehr geschickten Werbung der pharmazeutischen Hersteller. Um den Absatz zu steigern, wurden sogar neue Anwendungsgebiete entwickelt, die keineswegs immer rationalen Kriterien entsprachen. Dazu zählt etwa das „Sissi-Syndrom“. Dieses nach der österreichischen Kaiserin benannte Beschwerdebild beinhaltet unter anderem Sprunghaftigkeit, starken Körperkult, Stimmungsschwankungen und Selbstwertprobleme. Dabei ist sehr umstritten, ob es sich hierbei um eine Sonderform einer Depression handelt, sogar ob das „Sissi-Syndrom“ überhaupt den Stellenwert einer Krankheit hat.

Als ein Anwendungsvorteil der neuen Antidepressiva stellte sich heraus, dass manche ein nur geringes Potenzial besitzen, mit anderen Medikamenten zusammen gefährliche Wechselwirkungen auszulösen, die gerade bei älteren Menschen ein großes Problem darstellen können. Auch die unerwünschten Wirkungen waren insgesamt weniger gravierend. So haben sich die selektiven Serotonin-Wiederaufnahmehemmer (SSRI) und in der Folge auch die Serotonin-Noradrenalin-Wiederaufnahmehemmer (SNRI) inzwischen den Platz als Mittel der ersten Wahl bei Depressionen erobert und zählen zu den am häufigsten verordneten Medikamenten in Deutschland überhaupt.

Studien haben gezeigt, dass SSRI bei schweren Depressionen hilfreich sein können. Bei leichten und mittelschweren Depressionen ist dagegen der Placeboeffekt so stark, dass es schwerfällt, eine echte antidepressive Wirksamkeit überhaupt nachzuweisen. Ein ausgeprägter Placeboeffekt ist nicht notgedrungen etwas Schlechtes, er belegt nur den hohen Anteil psychologischer Wirkfaktoren im Heilungsprozess. Dennoch empfehlen neue, unabhängig von den pharmazeutischen Herstellern erstellte Leitlinien inzwischen, diese Medikamente bei leichten und mittelschweren Depressionen nicht als erste Wahl einzusetzen, sondern den Patienten oder die Patientin über einen Zeitraum von zum Beispiel zwei Wochen erst einmal zu beobachten, zu überwachen und selbstverständlich gleichzeitig psychologische Unterstützung anzubieten.

Antidepressiva nicht nur bei Depression

In der Anfangszeit der Behandlung von Depressionen mit Medikamenten war der Einsatz von Antidepressiva strikt auf depressive Krankheitsbilder im engeren Sinn begrenzt. Früher bezeichnete man diese Formen der Depression als endogene Depression. Mittlerweile ist es aber so, dass einzelne Ärzte auch Beschwerden wie Erschöpfungszustände, Schlafstörungen, starke Stimmungsschwankungen oder Stimmungsveränderungen, die mit dem Menstruationszyklus der Frau einhergehen, mit Antidepressiva behandeln, obwohl die Mittel hierfür behördlich gar nicht zugelassen sind. Insofern geht die praktische Anwendung vieler Antidepressiva über die Grenzen einer Depression hinaus, wobei der verordnende Arzt hier eine erhöhte Verantwortung trägt, wenn es zu schweren Nebenwirkungen kommen sollte.

Es hat sich auch in seriösen Studien gezeigt, dass einzelne Antidepressiva bei Angst- und Zwangsstörungen gut wirken und dort erfolgreich eingesetzt werden können. Hier für besteht teilweise auch eine behördliche Zulassung (siehe Kapitel 6).

Ganz ohne Begleiterscheinungen geht es nicht

Der bekannte Ausdruck „Keine Wirkung ohne Nebenwirkung" meint, dass unerwünschte Wirkungen letztlich beweisen, dass ein Medikament am richtigen Ort angekommen ist und wirkt.

→ Wenn Nebenwirkungen auftreten, heißt dies jedoch nicht, dass das Medikament auch eine Wirksamkeit gegen die zu behandelnde Krankheit entfaltet. Denn Wirkung und Wirksamkeit sind nicht das Gleiche. Wichtig ist in jedem Fall, dass Sie zusammen mit Ihrem Arzt oder Ihrer Ärztin Klarheit darüber gewinnen, ob es sich bei auftretenden Beschwerden um ein Symptom Ihrer Depression oder um eine Medikamentenwirkung handelt.

Eine Depression ist immer eine Ganzkörpererkrankung mit diversen körperlichen Beschwerden, die mehr oder weniger stark ausgeprägt sein können. Beispielsweise ist eine Verminderung des sexuellen Verlangens oder eine Erektionsstörung bei depressiven Menschen ausgesprochen häufig. Aber wenn diese Störungen erstmals nach Einnahme eines neuen Arzneimittels auftreten, ist es naheliegend, dass sie eine unerwünschte Wirkung eben dieses Mittels darstellen.

Es kann aber auch sein, dass ein Medikament noch gar nicht wirkt, sondern dass vielmehr ein neues Symptom der Depression zu den bestehenden Beschwerden hinzugekommen ist und sich wie diese während der Behandlung langsam bessern wird.

Viele Nebenwirkungen haben damit zu tun, dass der Körper sich an die Beeinflussung durch das Medikament gewöhnen muss. Medikamente wirken nicht nur dort, wo sie wirken sollen, sondern im ganzen Körper. Vor allem bestimmte Nebenwirkungen auf das unwillkürliche (autonome) Nervensystem (siehe Seite 15) müssen Sie oft eine Weile ertragen. Dazu gehören Einflüsse auf den Pulsschlag, den Blutdruck, die Blasenfunktion (besonders bei Männern mit vergrößerter Prostata), die Sehschärfe oder die Sexualität. Diese Störwirkungen dauern oft einige Zeit an, verschwinden aber öfter auch von selbst wieder.

Der Beipackzettel – Hilfe oder Abschreckung?

Alle Nebenwirkungen, die ein Medikament haben kann, sind in der Packungsbeilage (dem Beipackzettel) aufgeführt. Viele Patienten sind verunsichert, wenn sie diese langen Aufzählungen – nicht nur bei den Antidepressiva – lesen und erfahren, welche unerwünschten Wirkungen möglich sind. Die Packungsbeilage mit allen ihren Angaben ist aber gesetzlich vorgeschrieben. Ein Arzneimittel darf ohne Beipackzettel nicht abgegeben werden.

Zunächst wird in der Packungsbeilage genannt, was der Wirkstoff positiv verändern soll. Dann werden die Gegenanzeigen aufgeführt, also gesundheitliche Bedingungen, bei denen das Medikament nicht oder nur mit Vorsicht gegeben werden darf. Diese Informationen muss in erster Linie Ihr Arzt oder Ihre Ärztin berücksichtigen. Aber auch Sie selbst sollten die Gegenanzeigen sorgfältig lesen und im Zweifel unbedingt vor der Einnahme nochmals mit ihrem Arzt oder Ihrer Ärztin sprechen.

Auch die Wechselwirkungen mit anderen Medikamenten (siehe rechts) werden aufgeführt. Der Beipackzettel beschreibt außerdem besondere Vorsichtsmaßnahmen für Schwangerschaft und Stillzeit, für Kinder und ältere Menschen. Wenn Beeinträchtigungen der Verkehrstüchtigkeit oder bei der Arbeit an laufenden Maschinen zu erwarten sind, wird ebenfalls im Beipackzettel davor gewarnt.

Die in Bezug auf die Nebenwirkungen gebrauchten Begriffe „sehr häufig", „häufig", „gelegentlich", „selten" und „sehr selten" sind genau definiert und entsprechen nicht unbedingt dem allgemeinen Sprachgebrauch. Folgende gesetzlich vorgeschriebene Häufigkeitsangaben finden Sie in den Beipackzetteln:

- Sehr häufig: Die Wahrscheinlichkeit dieser Nebenwirkung beträgt 10 oder mehr Prozent. Von 100 Patienten haben also 10 oder mehr diese Nebenwirkung bekommen.
- Häufig: Die genannten Nebenwirkungen sind bei 1 bis 10 Prozent der Anwender möglich. Also bei 1 bis 10 von 100 Patienten.
- Gelegentlich: Die Wahrscheinlichkeit der Nebenwirkung liegt zwischen 0,1 und 1,0 Prozent, also bei 1 bis 10 von 1.000 Patienten.
- Selten: Bei 0,01 bis 0,1 Prozent, also bei 1 bis 10 von 10.000 Patienten kann diese Nebenwirkung auftreten.
- Sehr selten: Die Nebenwirkungen treten seltener auf als 0,01 Prozent, also nicht einmal jeder 10.000ste Patient ist betroffen. Es kann sich dabei auch um einen einzigen jemals registrierten Fall handeln.

Wenn Sie Nebenwirkungen befürchten, sprechen Sie mit Ihrem Arzt oder Ihrer Ärztin, aber verändern Sie nicht eigenmächtig die Dosis oder setzen gar das Medikament ab. Gerade bei Antidepressiva kann unvermitteltes Absetzen zu erheblichen Gesundheitsproblemen führen (siehe Seite 88).

HÄTTEN SIE'S GEWUSST?

300 Millionen Menschen erkranken weltweit pro Jahr an Depressionen, 800 000 begehen Suizid. Das geht aus dem fünften „Atlas psychische Gesundheit" der Weltgesundheitsorganisation WHO hervor.

Im Vergleich zur 2014 erschienenen ersten Ausgabe ist die Rate der Suizide um acht Prozent gesunken, von statistisch 11,4 pro 100 000 Menschen auf 10,5. Angestrebt werden zehn Prozent Reduzierung bis zum Jahr 2020.

Durch Arbeitsausfälle von psychisch Kranken gehen der Weltwirtschaft jedes Jahr rund eine Billion Dollar verloren.

In manchen Ländern gibt es pro 100 000 Einwohner nur eine einzige im Umgang mit psychischen Problemen ausgebildete Fachperson.

Quelle: WHO, 5. Atlas psychische Gesundheit

Wechselwirkungen und wie sie sich vermeiden lassen

Zwischen einer Vielzahl von Medikamenten und dem jeweils verordneten Antidepressivum können Wechselwirkungen auftreten. Diese kommen häufig dadurch zustande, dass sich der Abbau der einzelnen Wirkstoffe im Körper durch gegenseitige Beeinflussung beschleunigt oder verlangsamt. Die meisten Wirkstoffe werden in der Leber abgebaut. Diese kann in manchen Fällen überlastet sein, wodurch die Konzentration beider Medikamente ansteigen kann. Oder ein Medikament wird durch eine Wechselwirkung beschleunigt abgebaut, was seinen Wirkspiegel absinken lässt. Deswegen ist es wichtig, dass Sie alle Medikamente, die Sie aktuell einnehmen – auch alle, die von anderen Ärzten verordnet wurden –, mit ihrer jeweiligen Dosierung Ihrem Nervenarzt oder Psychiater nennen. Nur so ist es möglich, dass er die oft komplexen Wechselwirkungen berücksichtigt.

Viele Menschen müssen täglich mehrere Medikamente für unterschiedliche Krankheiten einnehmen. Gerade bei älteren Menschen können dies bis zu 10 verschiedene Medikamente pro Tag sein. Das Problem der Arzneimittelwechselwirkungen ist erst in den letzten Jahren in seiner ganzen Tragweite erkannt worden. Es hat sich gezeigt, dass nicht wenige medizinische Zwischenfälle und Notfälle in Wirklichkeit durch Wechselwirkungen von Medikamenten bedingt sind. In manchen Krankenhäusern, aber auch in den meisten Apotheken und fortschrittlichen Arztpraxen sind deswegen Computerprogramme im Einsatz, die eine Überprüfung der Wechselwirkungen möglich machen und vor nicht sinnvollen oder sogar gefährlichen Arzneimittelkombinationen warnen. Dahinter stehen große Datenbanken der nationalen und internationalen staatlichen Arzneimittelbehörden, die eine unabhängige Information garantieren und die auch fortlaufend aktualisiert werden.

Bei Bestellungen über das Internet sollten Sie immer darauf achten, dass Sie bei Apotheken bestellen, die wie jede andere Apotheke bei rezeptpflichtigen Medikamenten ein Rezept verlangt. Solche Apotheken haben auch eine Beratungs-Hotline, bei der Sie sich nach Wechselwirkungen erkundigen können. Auch dort werden datenbankgestützte Systeme verwendet, die fundierte Auskünfte über Wechselwirkungen erlauben.

Im Einzelfall kann es vorkommen, dass bestimmte erträgliche Wechselwirkungen akzeptiert werden müssen, um den Erfolg der Behandlung sicherzustellen. Die Bewertung der Wechselwirkungen sollte immer durch Personen mit medizinischer oder pharmazeutischer Fachkunde erfolgen.

Richtig anfangen, richtig aufhören

Drei bis fünf Wochen sollten Sie ihr Medikament regelmäßig einnehmen, um mit ihrem Arzt zusammen beurteilen zu können, ob das Mittel sich positiv auf die Depression auswirkt.

Wir haben gesehen: Antidepressiva brauchen eine gewisse Zeit, bis sie vollständig wirken (siehe Seite 79). Sowohl die Betroffenen als auch Ärztinnen und Ärzte brauchen oft viel Geduld, um ein passendes und wirksames Medikament zu finden.

Einnahme vorsichtig beginnen

Manchmal kann es notwendig sein, sich langsam ansteigend der richtigen Dosis zu nähern, damit der Körper sich an das Medikament gewöhnen kann und auf diese Weise unerwünschte Begleitwirkungen als weniger belastend empfunden werden. Erst nach Erreichen der therapeutisch empfohlenen Standarddosis beziehungsweise im Idealfall der wirksamen Blutkonzentration, die im Labor festgestellt werden kann, beginnt das Warten darauf, dass die erwünschte Wirkung eintritt.

Wenn Antidepressiva in der empfohlenen Dosis nicht ausreichend wirken, können auch individuell unterschiedliche Abbaugeschwindigkeiten im Körper eine Rolle spielen – zu schnell oder zu langsam. Dann kann es sinnvoll sein, im Labor den Wirkspiegel im Blut zu bestimmen. Diese Untersuchung wird in der Regel von den gesetzlichen Krankenkassen bezahlt. Wenn der Blutspiegel außerhalb des erwarteten Bereichs liegt, kann ein zusätzlicher Gentest Aufschluss geben, ob im Einzelfall zunächst eine Dosisanpassung erforderlich ist. Werden noch andere Medikamente (etwa Blutdruckmittel) eingenommen, kann auch ein Wechsel des Antidepressivums notwendig werden. Nicht alle Kostenträger erstatten diese Untersuchung des sogenannten Cytochrom P450 Systems.

Insbesondere bei Einnahme von SSRI ist zu beachten, dass in seltenen Fällen durch die Medikamente plötzliche Suizidideen und Suizidhandlungen ausgelöst werden können. Dieser gefährlichen Entwicklung gehen oft Symptome der Erregung wie Schlaflosigkeit, Angst, innere und äußere Unruhe voraus.

Genügend lange dabeibleiben

Für die Dauer einer Behandlung gibt es unterschiedliche Empfehlungen: Trat in Ihrem Leben zum ersten Mal eine Depression auf, sollten Sie ihr Antidepressivum nach völliger Genesung über einen Zeitraum von sechs bis neun Monaten in der therapeutischen Dosis weiternehmen. Hatten Sie schon mehrfach in ihrem Leben depressive Episoden, kann dieser Zeitraum deutlich länger sein, nämlich bis zu zwei Jahren oder mehr. Im Einzelfall sollten Sie das für Sie optimale Vorgehen immer mit Ihrem Arzt besprechen.

Anders verhält es sich bei Patienten mit bipolaren Erkrankungen, die an einer Depression leiden. Hier sind Antidepressiva für die Dauerbehandlung nicht geeignet, sondern sollten nur in bestimmten Fällen und bei engmaschiger Kontrolle während der akuten Phase eingesetzt werden. Eine langfristige Behandlung sollte vorzugsweise mit sogenannten Stimmungsstabilisatoren wie etwa Lithiumsalzen (Seite 107) durchgeführt werden.

Nicht abrupt absetzen

Viele Menschen, die ihr Antidepressivum unvermittelt absetzen, spüren unter Umständen recht schnell, dass ihre ursprünglichen Beschwerden sich erneut einstellen: Angst und Depression kehren zurück. Oder es treten ganz neuartige unangenehme Symptome auf. Hier kommt als erster Gedanke „Jetzt bin ich doch abhängig geworden". Das ist nicht der Fall. Für das Absetzen von Antidepressiva gilt, dass dies niemals von einem Tag auf den anderen passieren sollte.

Beim plötzlichen Weglassen der Medikamente kann zum einen die Depression sehr schnell wieder auftreten, es können aber auch typische Absetzsymptome wie Kopfschmerzen, Zittern, grippeähnliche Symptome, Unruhe und Empfindungen wie bei einem Stromschlag auftreten.

Insbesondere unter dem SSRI Paroxetin (Seite 113) und dem SNRI Venlafaxin (Seite 115) sind solche Beschwerden beschrieben worden. Insgesamt scheinen etwa 30 Prozent der Menschen, die langfristig Antidepressiva eingenommen haben, beim Absetzen an diesen Beschwerden zu leiden. Deshalb muss sich das Absetzen nach längerer Einnahme unter Umständen auf mehrere Monate oder ein ganzes Jahr erstrecken.

Dabei kann es schwierig werden, die Minimengen an Substanz, also zum Beispiel eine Achtel- oder Zehnteltablette, die zum Schluss noch eingenommen werden sollen, sich überhaupt zu beschaffen. Manchmal können hier flüssige Zubereitungen, die etwa für Ältere oder Kinder hergestellt werden, hilfreich sein.

Warum das Absetzen von Antidepressiva sich so schwierig gestalten kann und warum es in manchen Fällen gänzlich fehlschlägt, muss noch genauer erforscht werden. Es ist aber nicht auszuschließen, dass der stark angestiegene Langzeitgebrauch von Antidepressiva unter anderem auch mit Absetzproblemen zu tun hat.

Besondere Situationen

Nicht immer reichen Antidepressiva als alleinige Medikamente aus, um eine Depression zu bessern.

Mittel aus anderen Wirkstoffklassen, insbesondere aber nichtmedikamentöse Verfahren, wie zum Beispiel spezielle Formen der Psychotherapie oder auch wissenschaftlich untersuchte Formen der Körpertherapie, können in solchen Fällen Besserung bringen. Bei Kindern und älteren Menschen muss die Arzneimitteltherapie besonders vorsichtig erfolgen.

Wenn Antidepressiva allein nicht ausreichen

Nicht alle, die an einer Depression leiden, sprechen auf die Behandlung mit Medikamenten im ersten Schritt an. Neben dem Wechsel auf ein Antidepressivum aus einer anderen Wirkstoffklasse kann in einem solchen Fall eine sogenannte Augmentationstherapie erwogen werden. Darunter versteht man, dass ein zusätzliches Medikament gegeben wird, das die Wirkung des Antidepressivums verstärken soll.

Für diesen Zweck kommen unterschiedliche Medikamente infrage. Als Goldstandard gilt eine Augmentationsbehandlung mit Lithiumsalzen (siehe Seite 107). Eine andere Möglichkeit sind bestimmte Medikamente aus der Gruppe der Neuroleptika, die sonst bei Schizophrenien und anderen Psychosen eingesetzt werden.

Ebenfalls möglich ist eine Behandlung mit Schilddrüsenhormon, auch wenn die Schilddrüse gesund ist. Dabei werden sehr hohe – unphysiologische – Dosierungen verwendet. Ohne dass man die genauen Zusammenhänge kennt, hat diese Behandlung besonders guten Erfolg bei Frauen mit Depressionen.

Auch eine Augmentationsbehandlung sollte ausreichend lange und ausreichend hoch dosiert durchgeführt werden. Ein Zeitraum von vier bis sechs Wochen ist mindestens erforderlich, um den Erfolg einer solchen Behandlung beurteilen zu können. Beim Versagen der zunächst gewählten Augmentationsbehandlung kann ein weiterer Versuch mit einem anderen Medikament unternommen werden.

Angst im Rahmen einer Depression

Zwischen depressiven Erkrankungen und Angststörungen gibt es einen großen Überlappungsbereich der Einzelsymptome. Depressive Patienten leiden wie Angstpatienten an Schlafstörungen, Konzentrationsstörungen, Erschöpfung, Interessenverlust.

Obwohl Angst und Depression in einzelnen Symptombereichen verwandte Erkrankungen sind, ist noch nicht klar, in welchem Verhältnis sie zueinander stehen. Experten diskutieren derzeit drei Möglichkeiten:

1. Die Angsterkrankung entsteht im Rahmen einer Depression oder durch eine vorangegangene Depression oder umgekehrt.
2. Beide Erkrankungen beruhen auf derselben oder verwandten genetischen Voraussetzung. Angst und Depression wären also verschiedene Ausformungen einer gemeinsamen genetischen Grundlage.
3. Die Grenzziehung zwischen depressiven Störungen und Angststörungen ist in manchen Bereichen künstlich. Die Erkrankungen überlappen sich in ihrem Erscheinungsbild: Depressive Patienten leiden oft an Angst und ängstliche Menschen sind oft depressiv verstimmt.

Bei der Entstehung von Angststörungen spielen möglicherweise zum Teil dieselben Botenstoffe eine Rolle wie bei depressiven Erkrankungen. Daher wirken Antidepressiva zum Teil auch bei Angsterkrankungen und nicht wenige sind bei bestimmten Angststörungen zugelassen (siehe Kapitel 6). Dies bedeutet, dass sie in wissenschaftlichen Studien ihre angstlösende Wirksamkeit unter Beweis gestellt haben.

Kinder mit Depressionen

Viele der Antidepressiva, die bei Erwachsenen verwendet werden, sind in Deutschland für die Behandlung von Kindern und Jugendlichen nicht zugelassen. Dies liegt auch daran, dass bei Kindern und Jugendlichen sehr viel weniger kontrollierte Studien zur Wirksamkeit von Antidepressiva durchgeführt worden sind als bei Erwachsenen. Dennoch kann eine Behandlung mit Medikamenten auch bei Kindern und Jugendlichen sinnvoll sein. Es gibt breite klinische Erfahrung, dass auch sie von einer Behandlung mit Antidepressiva profitieren. Dabei sind jedoch Einschränkungen zu beachten.

→ Welche Antidepressiva kommen für Kinder infrage?

Für trizyklische Antidepressiva zeigte sich ein antidepressiver Effekt erst bei Jugendlichen nach dem Eintritt der Pubertät. Kinder sollten mit Medikamenten aus dieser Substanzgruppe also nicht behandelt werden. Etwas anders verhält es sich mit Medikamenten aus der Gruppe der selektiven Serotonin-Wiederaufnahmehemmer (SSRI): Auch bei Kindern und Jugendlichen haben diese Medikamente im Allgemeinen weniger lästige unerwünschte Wirkungen als trizyklische Antidepressiva. Positive wissenschaftliche Daten für die antidepressive Wirkung liegen für die Substanzen Fluvoxamin, Fluoxetin und Sertralin vor (siehe Seite 113), aber auch hier ist die Datenbasis nicht breit. Für Fluoxetin gibt es die insgesamt besten Belege für eine antidepressive Wirkung bei Kindern und Jugendlichen. Andererseits gibt es auch beunruhigende Hinweise, dass diese Wirkstoffe gerade bei Kindern und Jugendlichen Selbsttötungsgedanken-und -handlungen auslösen können. Die Behandlung gehört deswegen in die Hand eines kinderpsychiatrisch erfahrenen Arztes, am besten eines Facharztes oder einer Fachärztin für Kinder- und Jugendpsychiatrie.

Noch wichtiger als bei Erwachsenen ist es, dass Medikamente ausschließlich in Kombination mit einer gleichzeitigen Psychotherapie angeboten werden. Eine engmaschige Überprüfung der erwünschten unerwünschten Arzneimittelwirkungen durch den verordnenden Arzt ist notwendig. Engmaschig heißt zum Beispiel, dass in den ersten vier Wochen der Behandlung mindestens wöchentlich ein Termin mit Kind und Eltern stattfindet und auch in den folgenden Wochen regelmäßige Kontakte (etwa alle zwei bis vier Wochen) vereinbart werden.

Wie bei Erwachsenen ist immer eine langfristige Einnahme erforderlich. Antidepressiva sind keine „Glückspillen", die schnell wirken. Auch bei Kindern und Jugendlichen müssen Sie damit rechnen, dass die Wirkung erst nach drei bis fünf Wochen einsetzt. Und auch bei ihnen gilt, dass die kontinuierliche Einnahme der Antidepressiva, auch über das Verschwinden der Symptome hinaus, vor Rückfällen schützen kann.

Besonderheiten bei älteren Menschen

Besonders im Alter – aber nicht nur in diesem Lebensabschnitt! – gibt es enge Verknüpfungen zwischen Depressionen und körperlichen Erkrankungen (siehe symptomatische Depression, Seite 45).

Auch benötigen viele alte Menschen Medikamente, durch die nicht selten unerwünschte Wirkungen wie Abgespanntheit, niedergedrückte Stimmung, Schlaf- und Appetitstörungen, Gewichtsverlust und Müdigkeit auftreten können.

Die Frage, ob eine Depression als unerwünschte Wirkung eines Medikaments anzusehen ist, lässt sich meist nur schwer beantworten. Auch dafür braucht es das eingehende ärztliche, besser noch das psychiatrische Gespräch. Wichtig ist, dass Sie bei einem Besuch beim Psychiater wirklich alle Medikamente angeben, die Sie gerade einnehmen, auch wenn diese auf den ersten Blick nichts mit der Depression zu tun zu haben scheinen.

Wenn Sie ein Medikament wegen einer anderen Krankheit einnehmen und Symptome einer Depression feststellen, sprechen Sie mit Ihrem Arzt über Alternativen.

→ Depression als Risikofaktor

Neuere Untersuchungen haben gezeigt: Wenn Frauen und Männer, die über 65 Jahre alt sind, an einer Depression erkranken, erhöht sich für sie das Risiko, einen Herzinfarkt zu erleiden, um mehr als das Zweieinhalbfache. Damit gehören Depressionen neben Rauchen, Bluthochdruck, hohen Cholesterinwerten und Diabetes zu den größten Risikofaktoren für Herz-Kreislauf-Erkrankungen. Andere Studien haben ergeben, dass ältere depressive Menschen sich weniger schnell von einem Herzanfall oder einer schweren Lungenentzündung erholen, dass selbst Knochenbrüche, zum Beispiel die im Alter häufige Hüftgelenksfraktur, schlechter heilen, dass sich im Grunde genommen jeder Heilungsprozess durch eine Depression verlangsamt.

Grundsätzlich bestehen für die Behandlung einer Depression im Alter keine anderen Leitlinien als für die im jüngeren und mittleren Lebensalter. Das heißt: Eine effektive Therapie wird sowohl eine Behandlung mit Antidepressiva als auch eine Psychotherapie, oft aber auch eine Beratung in sozialen und familiären Belangen umfassen. Im höheren Alter verlangsamen sich Aufnahme und Verarbeitung der meisten Medikamente. Dies hat zur Folge, dass häufig geringere Dosierungen ausreichen, um den gewünschten Effekt zu erzielen. Gelegentlich genügt bei einer antidepressiven Therapie bereits die Hälfte der Standarddosis.

Ältere Menschen sind häufiger körperlich krank und nehmen oft unterschiedliche Medikamente: Dies bedeutet, dass Wechselwirkungen mit anderen Medikamenten, die beispielsweise der Internist verordnet hat, beachtet werden müssen. So kann sich zum Beispiel erhöhte Blutungsneigung, eine bekannte Nebenwirkung der SSRI, gefährlich verstärken, wenn ein Patient gleichzeitg etwa wegen einer Herzrhythmusstörung einen Gerinnungshemmer wie Phenprocoumon einnimmt.

Und schließlich: Die unerwünschten Wirkungen der Antidepressiva können sich bei älteren Menschen stärker bemerkbar machen, gerade weil manche körperliche Funktion nicht mehr ungestört abläuft.

Gedanken an Selbsttötung

Menschen mit Depression haben oftmals Suizidgedanken und -wünsche. Bis Medikamente die Schwermut ausreichend mildern, kann es zweiWochen oder länger dauern. So lange sind die Betroffenen weiterhin suizidgefährdet. Klinische Studien haben gezeigt, dass das Risiko einer Selbsttötung unter Umständen auch während einer Behandlung mit Antidepressiva bestehen bleibt oder sogar noch zunimmt.

Menschen unter 25 Jahren und Personen, die sich bereits mit ihrem selbst herbeigeführten Tod beschäftigt hatten, sind nach einigen Studien wohl besonders gefährdet, sich Schaden zuzufügen oder das Leben zu nehmen – unabhängig davon, mit welchem Antidepressivum sie behandelt wurden. Wenn Sie daran denken, sich Schaden zuzufügen oder sich das Leben zu nehmen, sollten Sie unverzüglich einen Arzt kontaktieren oder ein Krankenhaus aufsuchen. Auch Nahestehende sollten aufmerksam auf Signale in diese Richtung achten oder die Erkrankten bei einem Verdacht direkt darauf ansprechen, ob sie an einen Suizid denken. Insbesondere die unter SSRI häufig vorkommenden Erregungssymptome wie Schlaflosigkeit, Angst, innere und äußere Unruhe können Alarmsignale darstellen, die im Zusammenhang mit bestehenden oder durch die SSRI ausgelösten Selbsttötungsgedanken das Risiko eines Suizidversuchs mit unter Umständen tödlichem Ausgang erhöhen.

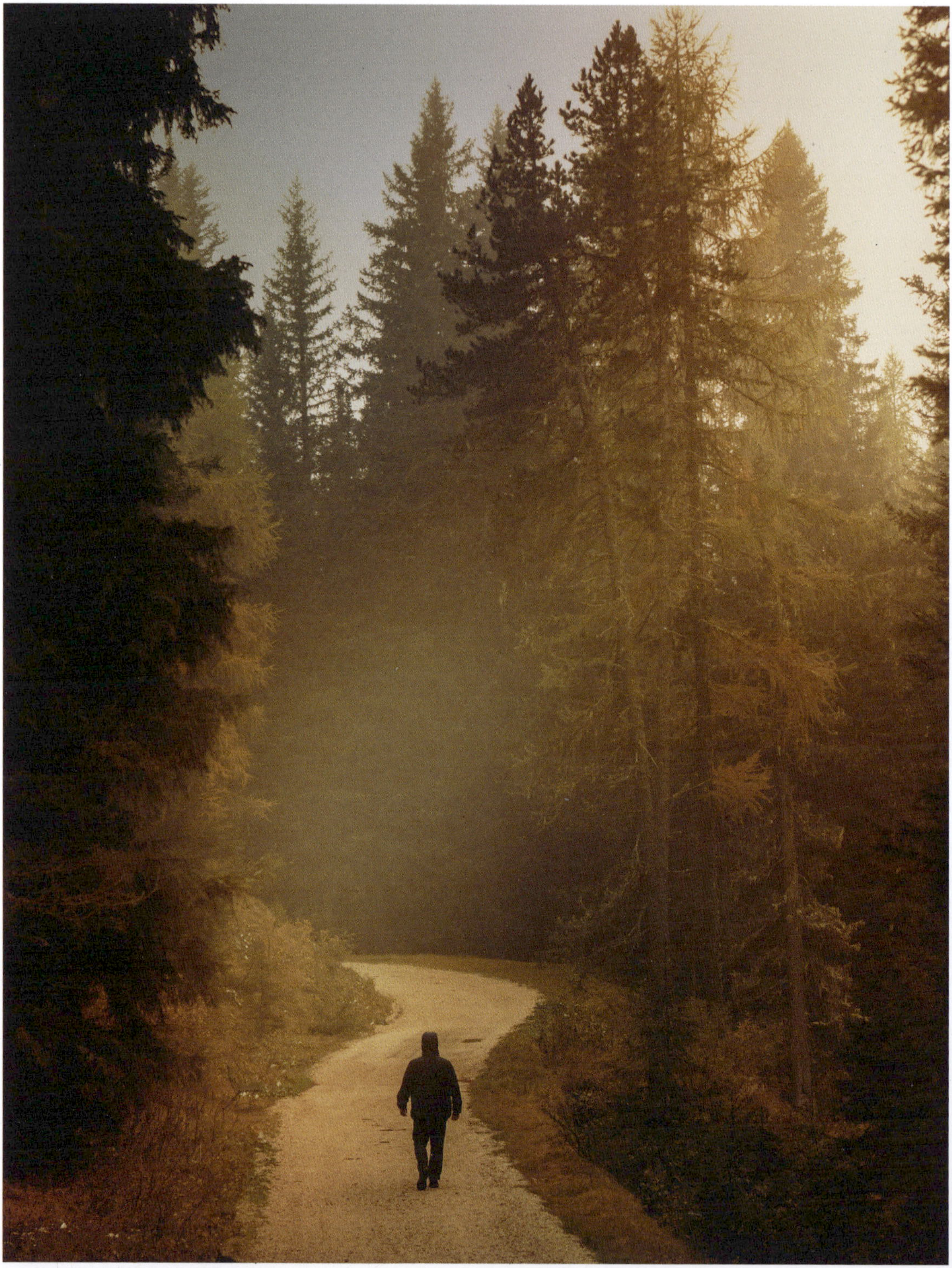

Medikamente bewertet: Depressionen

Wie wirksam ist das Medikament, das ich regelmäßig einnehme? Welche Nebenwirkungen kann es haben? Lesen Sie unsere Bewertung und die Empfehlungen von Experten auf den nachfolgenden Seiten.

Die Stiftung Warentest prüft und bewertet dauerhaft rund 9000 häufig verordnete oder selbst gekaufte Medikamente. Jedes Medikament bekommt eine individuelle Bewertung auf Basis eines wissenschaftlichen Gutachtens. Die Bewertungen lauten „geeignet", „auch geeignet", „mit Einschränkung geeignet" und „wenig geeignet", repräsentiert durch die Farben Grün, Hellgrün, Gelb und Rot (siehe Seite 127).

Den Bewertungsgutachten liegen wissenschaftliche Studien zugrunde, die einen bestimmten Qualitätsstandard erfüllen müssen und die in festgelegter Weise ausgewertet werden. Einzelheiten zur Auswahl der Medikamente und zur Bewertungsmethodik erfahren Sie unter www.test.de/medikamente/methodik/.

Im Anschluss an die Tabelle ab Seite 96, in der wir einen Überblick über die Bewertungen geben, begründen wir ab Seite 99 die Bewertungen ausführlich und geben Ihnen wichtige Hinweise zu den Medikamenten. Diese Hinweise sind als Ergänzung zum Beipackzettel zu verstehen, sie können ihn aber nicht vollständig ersetzen.

Medikamente von A bis Z

Die Nummer im farbigen Kästchen verweist auf die Bewertung im Textteil ab Seite 99. Zu Generika siehe Seite 126.

Rezeptfreie Medikamente

Medikament, *Wirkstoff*		test BEWERTUNG
Felis, *Johanniskraut*	4	GEEIGNET
Hyperforat, *Johanniskraut*	4	GEEIGNET
Hypericum Stada, *Johanniskraut*	4	GEEIGNET
Jarsin 300/450/750 mg, *Johanniskraut*	4	GEEIGNET
Johanniskraut Al/-ratiopharm, *Johanniskraut*	4	GEEIGNET
Kira, *Johanniskraut*	4	GEEIGNET
Laif 612/900 Balance, *Johanniskraut*	4	GEEIGNET
Neurapas balance, *Johanniskraut + Baldrian + Passionsblume*	6	WENIG GEEIGNET
Neuroplant, *Johanniskraut*	4	GEEIGNET
Sedariston Konzentrat *Johanniskraut + Baldrian*	6	WENIG GEEIGNET

Rezeptpflichtige Medikamente

Medikament, *Wirkstoff*		test BEWERTUNG
Amineurin, *Amitriptylin*	21	GEEIGNET
Amioxid-neuraxpharm, *Amitriptylinoxid*	21	GEEIGNET
Amitriptylin-CT/-dura/Micro Labs/-neuraxpharm, *Amitriptylin*	21	GEEIGNET
Anafranil, *Clomipramin*	22	GEEIGNET
Aponal, *Doxepin*	21	GEEIGNET
Aurorix, *Moclobemid*	10	AUCH GEEIGNET
Carbadura, *Carbamazepin*	2	MIT EINSCHRÄNKUNG GEEIGNET
Carbamazepin, Al/Aristo/Heumann/Hexal/-neuraxpharm/-ratiopharm, *Carbamazepin*	2	MIT EINSCHRÄNKUNG GEEIGNET
Cipralex, *Escitalopram*	13	GEEIGNET

Medikament, *Wirkstoff*		test BEWERTUNG
Cipramil, *Citalopram*	13	GEEIGNET
CitaLich, *Citalopram*	13	GEEIGNET
Citalon, *Citalopram*	13	GEEIGNET
Citalopram 1A Pharma / AbZ / Al / Aristo / Basics / beta / -biomo / dura / Heumann / Hexal / -Hormosan / -neuraxpharm / -ratiopharm / Stada, *Citalopram*	13	GEEIGNET
Clomipramin-neuraxpharm, *Clomipramin*	22	GEEIGNET
Cymbalta, *Duloxetin*	15	GEEIGNET
Dogmatil, *Sulpirid*	16	WENIG GEEIGNET
Doneurin, *Doxepin*	21	GEEIGNET
Doxepin 1A Pharma / Al / -biomo / dura / Holsten / -neuraxpharm / -ratiopharm / Stada, *Doxepin*	21	GEEIGNET
Duloxalta, *Duloxetin*	15	GEEIGNET
Duloxetin Lilly, *Duloxetin*	15	GEEIGNET
Edronax, *Reboxetin*	12	WENIG GEEIGNET
Elontril, *Bupropion*	3	MIT EINSCHRÄNKUNG GEEIGNET
Ergenyl, *Valproinsäure*	23	GEEIGNET
Escitalex Tad, *Escitalopram*	13	GEEIGNET

Medikament, *Wirkstoff*		test BEWERTUNG
Escitalopram 1A Pharma / AbZ / Basics / beta / Glenmark / Heumann / Hexal / Lundbeck / -neuraxpharm / -ratiopharm / *Escitalopram*	13	GEEIGNET
Fluoxetin 1A Pharma / Al / beta / Hexal / -neuraxpharm / -ratiopharm / Stada, *Fluoxetin*	14	MIT EINSCHRÄNKUNG GEEIGNET
Fluvoxamin-neuraxpharm, *Fluvoxamin*	13	GEEIGNET
Hypnorex, *Lithium*	8	GEEIGNET
Imipramin-neuraxpharm, *Imipramin*	22	GEEIGNET
Jarsin Rx 300 mg, *Johanniskraut*	5 5	GEEIGNET / MIT EINSCHRÄNKUNG GEEIGNET
Jatrosom N, *Tranylcypromin*	11	MIT EINSCHRÄNKUNG GEEIGNET
Laif 900, *Johanniskraut*	5 5	GEEIGNET / MIT EINSCHRÄNKUNG GEEIGNET
Lamictal, *Lamotrigin*	7	MIT EINSCHRÄNKUNG GEEIGNET
Lamotrigin 1A Pharma / Al / Aristo / Aurobindo / dura / Heumann / Hexal / -neuraxpharm / -ratiopharm / -Teva, *Lamotrigin*	7	MIT EINSCHRÄNKUNG GEEIGNET
Lithium Apogepha, *Lithium*	8	GEEIGNET

Medikament, *Wirkstoff*		test BEWERTUNG
Ludiomil, *Maprotilin*	9	MIT EINSCHRÄNKUNG GEEIGNET
Maprotilin-neuraxpharm / -ratiopharm, *Maprotilin*	9	MIT EINSCHRÄNKUNG GEEIGNET
Mareen, *Doxepin*	21	GEEIGNET
Meresa, *Sulpirid*	16	WENIG GEEIGNET
Mianserin-neuraxpharm, *Mianserin*	18	MIT EINSCHRÄNKUNG GEEIGNET
Mirta Tad, *Mirtazapin*	17	GEEIGNET
Mirtazapin 1A Pharma / AbZ / Al / Aurobindo / beta / Bluefish / -biomo / -CT / dura / Heumann / Hexal / -Hormosan / -neuraxpharm / -ratiopharm / Stada, *Mirtazapin*	17	GEEIGNET
Mirtazelon, *Mirtazapin*	17	GEEIGNET
Orfiril, *Valproinsäure*	23	GEEIGNET
Paroxat, *Paroxetin*	13	GEEIGNET
Paroxedura, *Paroxetin*	13	GEEIGNET
Paroxetin 1A Pharma / beta / -neuraxpharm / -ratiopharm, *Paroxetin*	13	GEEIGNET
Quilonum retard, *Lithium*	8	GEEIGNET
Remergil, *Mirtazapin*	17	GEEIGNET
Saroten, *Amitriptylin*	21	GEEIGNET
Seroxat, *Paroxetin*	13	GEEIGNET
Sertralin Aurobindo / Basics / beta / dura / Heumann / Hexal / -Hormosan / -ratiopharm / Stada / Winthrop, *Sertralin*	13	GEEIGNET
Solvex, *Reboxetin*	12	WENIG GEEIGNET
Stangyl, *Trimipramin*	21	GEEIGNET
Sulpirid 1A Pharma / Al / -CT / Hexal / -neuraxpharm / -ratiopharm / Stada, *Sulpirid*	16	WENIG GEEIGNET
Sulpivert, *Sulpirid*	16	WENIG GEEIGNET
Syneudon, *Amitriptylin*	21	GEEIGNET
Tegretal, *Carbamazepin*	2	MIT EINSCHRÄNKUNG GEEIGNET
Tianeurax, *Tianeptin*	19	MIT EINSCHRÄNKUNG GEEIGNET
Timonil, *Carbamazepin*	2	MIT EINSCHRÄNKUNG GEEIGNET
Trazodon-neuraxpharm, *Trazodon*	20	MIT EINSCHRÄNKUNG GEEIGNET
Trevilor, *Venlafaxin*	15	GEEIGNET
Trimineurin, *Trimipramin*	21	GEEIGNET
Trimipramin 1A Pharma / Al / -neuraxpharm, *Trimipramin*	21	GEEIGNET
Valdoxan, *Agomelatin*	1	MIT EINSCHRÄNKUNG GEEIGNET
Valproat chrono Winthrop, *Valproinsäure*	23	GEEIGNET

Medikament, *Wirkstoff*		test BEWERTUNG
Valproat-ratiopharm, *Valproinsäure*	23	GEEIGNET
Venlafaxin 1A Pharma / AAA-Pharma / AbZ / AI / beta / -biomo / Heumann / Hexal / -neuraxpharm / -ratiopharm / Tad / Winthrop, *Venlafaxin*	15	GEEIGNET
Zoloft, *Sertralin*	13	GEEIGNET

Agomelatin

Agomelatin ist dem körpereigenen Hormon Melatonin verwandt, das an der Regulierung des Tag-Nacht-Rhythmus beteiligt ist. Einer Theorie zufolge könnte dieser Rhythmus bei Depressionen gestört sein.

1 Mit Einschränkung geeignet bei Depressionen. Die therapeutische Wirksamkeit und Verträglichkeit sollte noch besser belegt werden. Agomelatin scheint schwächer zu wirken als andere Antidepressiva.

Bei diesem Mittel sind weitere Studien erforderlich, um seinen therapeutischen Stellenwert besser einschätzen zu können. So ging aus der Mehrzahl der Studien zu Agomelatin hervor, dass es besser wirkt als eine Scheinbehandlung. Aber es finden sich auch Studien, in denen dies nicht der Fall war. Das Mittel ist im Vergleich zu anderen Antidepressiva gut verträglich, kann aber die Leber schädigen.

Wichtig zu wissen

Agomelatin kann müde und schwindlig machen. Daher sollten Sie mindestens 6 Stunden nach der Einnahme kein Fahrzeug führen oder Maschinen bedienen. Während einer Behandlung mit Agomelatin sollten Sie auf Alkohol verzichten.

Wegen der unerwünschten Wirkung auf die Leber sollten die Leberwerte regelmäßig durch den Arzt bestimmt werden. Bei gleichzeitiger Einnahme von Fluvoxamin (Seite 113) oder Ciprofloxazin (bei bakteriellen Infektionen) und Agomelatin kann erheblich mehr Agomelatin im Blut verbleiben. Dadurch erhöht sich die Gefahr von schweren Leberschäden. Diese Substanzen dürfen nicht gleichzeitig angewendet werden.

Wenn Agomelatin zusammen mit Östrogen (in hormonellen Verhütungsmitteln und bei Wechseljahrsbeschwerden) oder Propranolol (bei hohem Blutdruck, Migräne) angewendet wird, können sich sowohl die erwünschten als auch die unerwünschten Wirkungen verstärken.

Es gibt Hinweise, dass Depressionsmittel die Bereitschaft, sich Schaden zuzufügen oder das Leben zu nehmen, verstärken können. Wenn Sie solche Gedanken bei sich beobachten, sollten Sie unverzüglich einen Arzt kontaktieren oder ein Krankenhaus aufsuchen (siehe auch Seite 92).

Für Kinder und Jugendliche unter 18 Jahren

Kinder und Jugendliche unter 18 Jahren sollten nicht mit Agomelatin behandelt werden.

Für Schwangerschaft und Stillzeit

In Schwangerschaft und Stillzeit sollten Sie Agomelatin nicht einnehmen.

Für ältere Menschen

An den Studien zur Wirksamkeit von Agomelatin haben kaum Menschen über 65 Jahre teilgenommen. Daher ist unklar, wie wirksam die Substanz bei ihnen ist.

Carbamazepin

Carbamazepin greift in die Aktivität der Botenstoffe ein, mit denen die Nerven im Gehirn ihre Signale übertragen. Neben seiner Anwendung bei Epilepsie wird der Wirkstoff auch zur Vorbeugung von manisch-depressiven Phasen bei bipolaren Störungen angewandt.

2 Mit Einschränkung geeignet bei manisch-depressiven Erkrankungen zur Vorbeugung. Nur anzuwenden, wenn die Behandlung mit Lithium nicht infrage kommt. Die vorbeugende Wirksamkeit insbesondere im Vergleich zu Lithium sollte noch besser belegt werden.

Wichtig zu wissen

Carbamazepin macht müde, benommen und schwindlig und es können Sehstörungen auftreten. Daher dürfen Sie kein Fahrzeug lenken und keine Maschinen bedienen. Bei Einnahme über lange Zeit müssen das Blutbild und die Leber- und Nierenfunktion regelmäßig durch den Arzt kontrolliert werden.

Während der Anwendung sollten Sie die Haut nicht der Sonne aussetzen.

Durch Carbamazepin kann sich die Reizleitung im Herzen verändern. Bei Herzstolpern, Herzrasen und häufigem Schwindel sollten Sie sich an einen Arzt wenden. Bei der gemeinsamen Anwendung von Carbamazepin und Medikamenten bei Herzrhythmusstörungen, trizyklischen Antidepressiva (siehe Seite 123) oder Erythromyzin (bei bakteriellen Infektionen) können sich die Wirkungen dieser Medikamente auf das Herz verstärken. Dann besteht ein Risiko für Herzrhythmusstörungen.

Bei der Behandlung mit Carbamazepin dürfen keine MAO-Hemmer (z. B. Moclobemid und Tranylcypromin, Seite 109), oder Selegilin bei Parkinsonkrankheit) angewendet werden. Mindestens 2 Wochen vor der

Einnahme von Carbamazepin müssen die MAO-Hemmer abgesetzt werden.

Carbamazepin kann die Leber schwer schädigen. Treten Übelkeit, Erbrechen und/ oder dunkel gefärbter Urin auf und ist der Stuhl auffällig hell, sollten Sie einen Arzt aufsuchen. Wenn sich die Haut gelb färbt – möglicherweise begleitet von starkem Juckreiz am ganzen Körper –, sollten Sie sofort einen Arzt kontaktieren.

Unter Carbamazepin wirkt die „Pille" nicht mehr sicher. Frauen, die schwanger werden wollen, sollten mit Ihrem Arzt besprechen, ob sie dem Wiederauftreten manisch-depressiver Phasen mit einem anderen Medikament vorbeugen können. Wird die Behandlung mit Carbamazepin fortgesetzt, empfiehlt sich die tägliche Einnahme von Folsäure möglichst schon 3 Monate vor Eintritt einer Schwangerschaft und weiter bis zur zwölften Schwangerschaftswoche. Bei der Behandlung mit Carbamazepin kann sich nämlich ein Mangel an Folsäure entwickeln und ein Risiko für bestimmte Fehlbildungen beim sich entwickelnden Kind darstellen (z. B. „offener Rücken", Spina bifida).

Für Kinder und Jugendliche unter 18 Jahren

Kinder und Jugendliche können mit Carbamazepin behandelt werden.

Für Schwangerschaft und Stillzeit

Die Einnahme von Carbamazepin während der Schwangerschaft scheint für das Kind ein erhöhtes Risiko für Fehlbildungen mit sich zu bringen. Wenn die Behandlung dennoch unvermeidlich war, sollte Ihr Kind unmittelbar nach der Geburt sicherheitshalber Vitamin K gespritzt bekommen.

Carbamazepin geht zwar in die Muttermilch über, wenn der Säugling aber nicht übermäßig müde wirkt und normal zunimmt, können Sie trotzdem stillen.

60+ Für ältere Menschen

Ältere Menschen reagieren empfindlicher auf den Wirkstoff als jüngere, sodass die Dosierung verringert werden muss. Eine Langzeitbehandlung mit Carbamazepin erhöht zudem das Osteoporoserisiko.

Dopamin-Noradrenalin-Wiederaufnahmehemmer

Bupropion verhindert, dass die freigesetzten Botenstoffe Noradrenalin und Dopamin wieder in die Nervenzelle aufgenommen und dadurch unwirksam gemacht werden.

3 **Bupropion**

Mit Einschränkung geeignet bei behandlungsbedürftigen Depressionen mit gleichzeitiger Antriebshemmung. Therapeutische Wirksamkeit und Verträglichkeit sollten noch besser belegt werden.

Wie gut Bupropion im Vergleich zu geeigneten Antidepressiva wirkt, sollte in glaubwürdigen Studien noch besser untersucht werden. Im direkten Vergleich mit Venlafaxin, einem sicher geeigneten Depressionsmittel, linderte Bupropion die depressiven Beschwerden weniger gut.

Der Wirkstoff ist ein Amphetaminabkömmling und wirkt anregend. Ob dadurch die Gefahr einer missbräuchlichen Verwendung besteht, ist unklar.

Wichtig zu wissen

Eine häufige Nebenwirkung von Bupropion ist Schlaflosigkeit. Daher sollten Sie das Medikament möglichst morgens einnehmen.

Bupropion kann die Fähigkeit zum Bedienen von Fahrzeugen und Maschinen beeinträchtigen. Während der Behandlung sollten Sie auf den Konsum von Alkohol verzichten.

Menschen mit Leber- oder Nierenerkrankungen dürfen nicht mehr als 150 Milligramm Bupropion am Tag einnehmen.

Bei bis zu 10 von 100 Behandelten erhöht sich der Blutdruck, manchmal sogar erheblich. Dann muss der Arzt entscheiden, ob Sie das Mittel weiterhin einnehmen dürfen.

1 von 1000 Menschen, die Bupropion einnehmen, erleidet einen Krampfanfall. Dieses Risiko besteht besonders, wenn Sie mehr als zwei Tabletten am Tag einnehmen und wenn Sie eine Erkrankung haben, die ohnehin das Anfallrisiko erhöht. Wenn Sie schon einmal einen Krampfanfall hatten, dürfen Sie Bupropion nicht einnehmen.

Bei der gleichzeitigen Einnahme von Bupropion und Flecainid oder Propafenon (bei Herzrhythmusstörungen) kann sich die Wirkung des Herzmedikamentes verstärken.

Eine Behandlung von Depressionen mit dem MAO-Hemmer Tranylcypromin muss seit mindestens 14 Tagen beendet sein, bevor Sie Bupropion einnehmen dürfen. Nehmen Sie den MAO-Hemmer Moclobemid ein, genügen 24 Stunden Abstand. Bei einer Kombination dieser Wirkstoffe kann es zu einem bedrohlichen Blutdruckanstieg und Herzrasen kommen.

Es gibt Hinweise, dass Depressionsmittel die Bereitschaft, sich Schaden zuzufügen oder das Leben zu nehmen, verstärken können. Wenn Sie solche Gedanken bei sich beobachten, sollten Sie unverzüglich einen Arzt kontaktieren oder ein Krankenhaus aufsuchen (siehe auch Seite 92).

Für Kinder und Jugendliche unter 18 Jahren

Über die Anwendung bei Kindern und Jugendlichen unter 18 Jahren liegen keine ausreichenden Erfahrungen vor. Daher sollten sie diese Medikamente nicht bekommen.

Für Schwangerschaft und Stillzeit

In der Schwangerschaft sollten Sie Bupropion nur anwenden, wenn es unbedingt erforderlich ist. Da Bupropion in die Muttermilch übergeht, sollten Sie es in der Stillzeit möglichst nicht einnehmen.

60+ Für ältere Menschen
Sie dürfen nicht mehr als 150 Milligramm Bupropion pro Tag einnehmen, da Leber und Nieren bei älteren Menschen häufig nur noch eingeschränkt funktionieren.

Johanniskraut

Präparate mit dem Extrakt von Johanniskraut werden bei Depressionen eingesetzt. Studien haben gezeigt, dass eine ausreichend hochdosierte Johanniskrautzubereitung (900 mg) bei depressiven Störungen eines bestimmten Schweregrads ähnlich effektiv wirkt wie ein chemisches Antidepressivum.

4 **Johanniskraut (rezeptfrei)**
Geeignet bei leichten, vorübergehenden depressiven Störungen, wenn eine Behandlung mit Arzneimitteln gewünscht wird.

5 **Johanniskraut (rezeptpflichtig)**
Geeignet allenfalls bei einer mittelschweren depressiven Phase.

5 Mit Einschränkung geeignet bei längerfristig behandlungsbedürftigen Depressionen. Der therapeutische Stellenwert ist noch nicht endgültig zu beurteilen.

Präparate mit Johanniskrautextrakt können ohne Rezept in der Apotheke gekauft werden, dürfen aber unter bestimmten Voraussetzungen auch verordnet werden. Grundsätzlich sollten Präparate gewählt werden, die angeben, wie viel Gesamtextrakt mit einer Tablette eingenommen wird. Doch selbst dann ist die Dosierung noch unsicher, da die Wirkstoffkonzentration bei Zubereitungen aus Pflanzen vom Herstellungsverfahren abhängt. Bis heute ist außerdem noch nicht sicher geklärt, auf welchen Inhaltsstoffen die Wirkung von Johanniskraut beruht.

Zur Behandlung von Depressionen im Allgemeinen wird Johanniskraut als „mit Einschränkung geeignet“ bewertet, weil noch nicht klar ist, welchen Stellenwert dieses Pflanzenmittel bei einer Langzeittherapie von depressiven Störungen einnimmt, die in der Regel notwendig ist. Darüber hinaus müssen seine Vor- und Nachteile im Vergleich mit anderen Antidepressiva und seine teilweise gefährlichen Wechselwirkungen mit anderen Medikamenten kritisch berücksichtigt werden. Da die vorliegenden Studien eine antidepressive Wirkung von Johanniskrautextrakt aber zumindest wahrscheinlich machen, wird sein Einsatz bei einer mittelschweren depressiven Phase als „geeignet“ angesehen – vorausgesetzt, es besteht nicht die Gefahr einer Selbsttötung. In der Selbstmedikation kann Johanniskraut bei leichten, vorübergehenden depressiven Störungen angewendet werden.

Wichtig zu wissen

Um mit dem Extrakt von Johanniskraut einer depressiven Störung zu begegnen, sollten täglich etwa 900 Milligramm eingenommen werden – verteilt auf zwei Portionen immer zur selben Tageszeit.
Wenn das Befinden nach 4 bis 6 Wochen noch unverändert oder sogar verschlechtert ist, sollte eine andere Behandlung erwogen werden.

Wer Produkte mit Johanniskraut einnimmt, sollte sich nicht intensiver Sonnenstrahlung aussetzen. Es besteht erhöhte Sonnenbrandgefahr.

Durch die Einnahme von Johanniskrautextrakt kann sich die Wirkung der Hormone in der Pille vermindern. Dann kann eine Empfängnis nicht mehr sicher verhütet werden und es ist eine ungewollte Schwangerschaft möglich. Ein Zeichen für die verringerte Hormonwirkung können Zwischenblutungen sein. Wenn Sie auf eine sichere Verhütung Wert legen, sollten Sie bei der Einnahme eines Medikaments mit Johanniskrautextrakt Barrieremethoden wie Kondom oder Diaphragma einsetzen.

Folgende Arzneimittel werden durch Johanniskrautextrakt schneller abgebaut und wirken infolgedessen schwächer: Theophyllin (bei Asthma), trizyklische Antidepressiva wie Amitriptylin (siehe Seite 123), Midazolam (bei Schlafstörungen) sowie Omeprazol aus der Gruppe der Protonenpumpenhemmer (bei Magen- und Zwölffingerdarmgeschwüren), HIV-Medikamente (Indinavir und Nevirapin), Medikamente nach Organtransplantationen (Ciclosporin, Sirolimus und Tacrolimus) sowie orale hormonelle Empfängnisverhütung („Pille“).

Für Kinder und Jugendliche unter 18 Jahren

Über die Anwendung von Johanniskrautextrakt bei Kindern unter 12 Jahren gibt es keine ausreichenden Erkenntnisse. Sie sollten damit nicht behandelt werden.

Für Schwangerschaft und Stillzeit

Die Erkenntnisse über die Anwendung von Johanniskrautextrakt in Schwangerschaft und Stillzeit sind noch unzureichend. Dennoch erscheint der Einsatz zumindest ab dem vierten Schwangerschaftsmonat akzeptabel.

Für ältere Menschen

Aufgrund seiner guten Verträglichkeit kann sich Johanniskrautextrakt für ältere Menschen mit mittelschweren depressiven Phasen besonders gut eignen.

Johanniskraut + andere Substanzen

Beide Produkte enthalten Baldrian als beruhigendes oder schlafförderndes Mittel, Neurapas balance zusätzlich Passionsblume.

6 **Johanniskraut + Baldrian, Johanniskraut + Baldrian + Passionsblume**

Wenig geeignet bei leichten vorübergehenden depressiven Verstimmungszuständen. Nicht sinnvolle Kombination.

Die Kombination aus Baldrian und Johanniskraut (Sedariston Konzentrat) wird bei Nervosität, Unruhe und Schlafstörungen – auch im Rahmen einer depressiven Störung – als nicht sinnvoll angesehen. Es ist nicht belegt, dass die gemeinsame Anwendung der beiden Pflanzenextrakte besser beruhigt als die Anwendung eines jeden einzelnen Pflanzenextraktes. Ein reines Baldrianprodukt ist bei solchen Beschwerden vorzuziehen.

Die in Neurapas balance zusätzlich enthaltene Passionsblume wird traditionell bei nervösen Unruhezuständen und Schlafstörungen angewendet. Eine verbesserte therapeutische Wirksamkeit der Dreierkombination bei einer leichten vorübergehenden depressiven Störung mit Unruhe ist gegenüber den Einzelbestandteilen aber nicht ausreichend belegt. Reine johanniskrauthaltige Präparate sind vorzuziehen.

Wichtig zu wissen

Für Kinder und Jugendliche unter 18 Jahren

Für die Anwendung dieser Medikamente bei Kindern und Jugendlichen gibt es keine gesicherten Erkenntnisse. Sie sollten damit nicht behandelt werden.

Für Schwangerschaft und Stillzeit

Über die Risiken einer Anwendung in Schwangerschaft und Stillzeit gibt es keine Erkenntnisse. Sicherheitshalber sollten Sie die Präparate nicht anwenden.

Weitere wichtige Hinweise zur Anwendung, zu unerwünschten Wirkungen und Wechselwirkungen finden Sie unter „Johanniskraut", siehe Seite 103.

Lamotrigin

Lamotrigin wurde ursprünglich nur bei Epilepsien eingesetzt, seit einiger Zeit kommt es auch bei manisch-depressiven Erkrankungen zur Anwendung. Sein Wirkmechanismus ist bisher nicht bekannt.

7 Mit Einschränkung geeignet bei manisch-depressiven Erkrankungen, um depressiven Phasen vorzubeugen, wenn die Behandlung mit Lithium nicht infrage kommt. Die vorbeugende Wirksamkeit gegen manische Phasen ist bisher nicht ausreichend belegt.

Lamotrigin scheint vor allem depressive Phasen zu verhindern. Dass es besser wirkt als Lithiumsalze, konnte nicht gezeigt werden. Für Lamotrigin ist zudem anders als für Lithium bisher nicht nachgewiesen, dass es Selbsttötungen verhindern kann.

Wichtig zu wissen

Die Behandlung beginnt mit einer niedrigen Dosis, die im Verlauf von 6 Wochen sehr langsam gesteigert wird.

Mehr als 10 von 100 Behandelten empfinden ein unangenehmes Drehen, Schwanken oder Kippen des Körpers und eventuell Übelkeit. Halten diese Beschwerden länger als 3 Tage an, sollten Sie einen Arzt kontaktieren. Bei unerklärlichen Blutungen aus Nase, Mund oder Scheide sollte die Gerinnungsfähigkeit des Blutes untersucht werden.

Bei 1 bis 10 von 100 Behandelten fällt ungewohnte Aggressivität auf. In Einzelfällen kann es zu Halluzinationen und Verwirrtheit kommen.

Wenn Sie während der Behandlung grippeartige Beschwerden entwickeln, sich längere Zeit abgeschlagen und müde fühlen und Halsschmerzen und Fieber auftreten, kann es sich um eine bedrohliche Blutbildungsstörung handeln. Informieren Sie sofort einen Arzt.

Der Wirkstoff kann Leberschäden verursachen. Treten Übelkeit, Erbrechen und/oder dunkel gefärbter Urin auf und ist der Stuhl auffällig hell oder färbt sich die Haut gelb, sollten Sie sofort einen Arzt aufsuchen.

Kopfschmerzen, Fieber, ein steifer Nacken, Schwindel, Lichtempfindlichkeit und Übelkeit sind Symptome einer Gehirnhautentzündung, die im Zusammenhang mit Lamotrigin als Risiko beschrieben ist.

Bei der Behandlung mit Lamotrigin können sich vermehrt Selbsttötungsgedanken einstellen. Wenn Sie solche Gedanken bei sich beobachten, sollten Sie unverzüglich einen Arzt kontaktieren oder ein Krankenhaus aufsuchen (siehe auch Seite 92).

Für Kinder und Jugendliche unter 18 Jahren

Über die Behandlung von Depressionen bei Kindern und Jugendlichen mit Lamotrigin liegen keine ausreichenden Untersuchungen vor. Sie sollten damit nicht behandelt werden.

Für Schwangerschaft und Stillzeit

Lamotrigin gilt als sicheres Medikament während der Schwangerschaft. Auf die Einnahme von Folsäure sollte dennoch geachtet werden.

Während der Behandlung mit Lamotrigin können Sie stillen. Allerdings sollten Sie den Säugling in den ersten Wochen auf mögliche Nebenwirkungen wie vermehrte Unruhe, Erbrechen und Durchfall hin beobachten.

60+ **Für ältere Menschen**

Die durch Lamotrigin manchmal gestörte Bewegungskoordination erhöht besonders bei älteren Personen die Gefahr zu stürzen.

Lithium

8 Geeignet bei Manien zur Behandlung und bei manisch-depressiven Erkrankungen zur Vorbeugung.

Lithium wird vorwiegend bei schweren bipolaren Erkrankungen eingesetzt, um der häufigen Wiederholung manischer und depressiver Phasen vorzubeugen. Für diese Anwendungen gilt Lithium als „geeignet". Außerdem ist es der einzige Wirkstoff, von dem gesichert ist, dass er das mit Depressionen einhergehende erhöhte Suizidrisiko eindrucksvoll senken kann.

Wichtig zu wissen

Bei Lithium ist die Spanne zwischen wirksamer Dosierung und Überdosierung relativ schmal. Deshalb sollte der Arzt Ihnen den Unterschied zwischen unerwünschten Wirkungen, die bei einer wirksamen Therapie vorkommen und ertragen werden müssen, und denjenigen, die auf einer Überdosierung beruhen, genau erklären.

Die antidepressive Behandlung mit Lithium beginnt mit einer niedrigen Dosis. Sie wird nach 2 bis 5 Tagen gesteigert. Sind durch die Lithiumtherapie weitere manische und depressive Phasen ausgeblieben, sollte die Behandlung mindestens 3 Jahre lang fortgeführt werden, wenn nötig auch ein Leben lang.

Eine Lithiumtherapie sollte sehr langsam über viele Wochen oder Monate hinweg beendet werden.

Koffeinhaltige Lebensmittel wie Kaffee, Tee und Colagetränke können die Ausscheidung von Lithium erhöhen. Während einer Behandlung mit Lithium sollte der Konsum dieser Genussmittel möglichst nicht verändert werden.

Die Behandlung mit Lithium kann zu einer Gewichtszunahme führen. Bei längerer Einnahme kann der Wirkstoff die Funktion der Schilddrüse beeinträchtigen, besonders bei jungen Frauen.

Wenn Schläfrigkeit, Schwindel oder Koordinationsstörungen auftreten, sollten Sie kein Fahrzeug lenken und keine Maschinen bedienen. Tritt ein Krampfanfall auf, muss sofort ein Arzt gerufen werden.

Wenn Ihre Nieren nicht voll funktionsfähig sind, sollte die Anwendung von Lithium sorgfältig überdacht werden. Der Arzt muss auch sofort benachrichtigt werden, wenn es Anzeichen für eine beginnende Lithiumvergiftung gibt. Hierzu gehören zunächst heftiges Händezittern, Erbrechen, Durchfall, langsame Bewegungen, verwaschene Sprache und Schläfrigkeit.

Lithium sollten Sie nicht zusammen mit Medikamenten einnehmen, die den Herzrhythmus beeinflussen (wie z. B. Amiodaron oder Chinidin), weil es sonst zu bedrohlichen Herzrhythmusstörungen kommen kann.

Für Kinder und Jugendliche unter 18 Jahren

Über die Anwendung bei Kindern unter 12 Jahren gibt es keine ausreichenden Erkenntnisse. Sicherheitshalber sollten sie nicht mit Lithium behandelt werden.

Für Schwangerschaft und Stillzeit

Eine Lithiumbehandlung sollte in der Schwangerschaft möglichst nicht begonnen werden. Sind Sie aber mit Lithium stabil eingestellt und werden schwanger, kann die Behandlung nach sorgfältigem Abwägen von Nutzen und Risiken fortgeführt werden.

Ob Sie bei einer Lithiumbehandlung stillen können, sollten Sie mit Ihrem Arzt besprechen.

Für ältere Menschen

Ältere Menschen reagieren häufig empfindlicher auf Lithium als jüngere Menschen. Dann genügt eine geringere Dosis, um die angestrebte Wirkung zu erzielen.

Maprotilin

Maprotilin ist in seiner Struktur und Wirkung mit den trizyklischen Antidepressiva eng verwandt.

9 Mit Einschränkung geeignet bei behandlungsbedürftigen Depressionen mit gleichzeitiger Antriebshemmung. Das Mittel wirkt bis zu 60 Stunden. Kürzer wirkende Mittel sind vorzuziehen.

Maprotilin wirkt antidepressiv, aber kaum dämpfend. Der Nachteil des Wirkstoffes liegt in seiner langen Wirkdauer von etwa 60 Stunden. Sie kann dazu führen, dass unerwünschte Wirkungen verstärkt auftreten, besonders bei älteren Menschen. Zudem scheint Maprotilin die Krampfneigung deutlicher zu erhöhen als trizyklische Antidepressiva.

Wichtig zu wissen

Die Behandlung mit Maprotilin beginnt mit einer niedrigen Dosis, die im Abstand von Tagen oder Wochen langsam gesteigert wird.

Mindestens jeder Fünfte, der Maprotilin einnimmt, klagt über einen trockenen Mund und Müdigkeit, weniger als jeder Zehnte auch über Schwindel. Der Wirkstoff kann die Reaktionsfähigkeit beeinträchtigen. Sie sollten deshalb kein Fahrzeug lenken oder Maschinen bedienen. Während einer Behandlung mit Maprotilin sollten Sie keinen Alkohol trinken. Die beiden Substanzen verstärken ihre dämpfende Wirkung gegenseitig. Treten Krampfanfälle auf, muss sofort ein Arzt gerufen werden.

Bei gleichzeitiger Anwendung von MAO-Hemmern (z. B. Tranylcypromin, siehe rechts) muss mit schweren unerwünschten Wirkungen wie Erregung, Zittern, Krämpfen und Koma sowie Blutdruckabfall gerechnet werden. Die Medikamente dürfen daher nicht gleichzeitig, sondern nur im Abstand von 14 Tagen angewendet werden.

Es gibt Hinweise, dass Depressionsmittel die Bereitschaft, sich Schaden zuzufügen oder das Leben zu nehmen, verstärken können. Wenn Sie solche Gedanken bei sich beobachten, sollten Sie unverzüglich einen Arzt kontaktieren oder ein Krankenhaus aufsuchen (siehe auch Seite 92).

Für Kinder und Jugendliche unter 18 Jahren

Über die Anwendung bei Kindern gibt es keine ausreichenden Erkenntnisse. Sie dürfen nicht mit Maprotilin behandelt werden.

Für Schwangerschaft und Stillzeit

Während der Schwangerschaft darf Maprotilin nur nach sorgfältiger Abwägung von Nutzen und Risiken angewendet werden.

Während der Behandlung sollten Sie möglichst nicht stillen, da der Wirkstoff in die Muttermilch übergeht.

60+ Für ältere Menschen

Maprotilin ist wegen der langen Wirkdauer für Ältere eher unangebracht.

Monoaminoxidase-Hemmer

Moclobemid und Tranylcypromin gehören in die Gruppe der MAO-Hemmer. Diese Substanzen bremsen die Aktivität der Monoaminoxidase A oder Monoaminoxidase B (MAO). Wird der Abbau dieser Enzyme gehemmt, wirken wichtige Botenstoffe im zentralen Nervensystem länger und stärker. Dies wirkt sich positiv auf das Beschwerdebild einer Depression aus.

10 **Moclobemid**

Auch geeignet bei behandlungsbedürftigen Depressionen mit gleichzeitiger Antriebshemmung, insbesondere bei chronisch verlaufenden Depressionen. Es müssen einige Einschränkungen bei der Ernährung beachtet werden.

11 **Tranylcypromin**

Mit Einschränkung geeignet bei behandlungsbedürftigen Depressionen mit gleichzeitiger Antriebshemmung, wenn besser bewertete Mittel nicht eingesetzt werden können oder nicht ausreichend wirksam sind. Bei der Ernährung müssen zahlreiche Einschränkungen unbedingt eingehalten werden.

Bei beiden Wirkstoffen ist auf bestimmte Ernährungsregeln zu achten, damit es nicht zu unerwünschten Wechselwirkungen kommt. Tranylcypromin blockiert im Gegensatz zu Moclobemid beide oben beschriebene Enzymarten irreversibel, sodass es zu ausgeprägten Wechselwirkungen mit Lebensmitteln kommen kann.

Wichtig zu wissen

Die Behandlung mit diesen Antidepressiva beginnt mit einer niedrigen Dosis, die im Abstand von Tagen oder Wochen langsam gesteigert wird.

Lebensmittel enthalten Amine, zum Beispiel Tyramin. Im menschlichen Körper wird Tyramin, wie viele andere Amine auch, durch das Enzym MAO abgebaut. Wird dieser Abbau wie durch MAO-Hemmer blockiert, reichert sich das Amin im Körper an und kann unangenehme Wirkungen haben. Je nach Tyraminkonzentration reichen die Auswirkungen von ansteigendem Blutdruck bis zur akuten Hochdruckkrise und Hirnblutungen. Bei Moclobemid ist dieses Risiko geringer als bei Tranylcypromin.

Tranylcypromin kann die Reaktionsfähigkeit beeinträchtigen. Sie sollten deshalb zumindest während der ersten Tage der Behandlung kein Fahrzeug lenken und keine Maschinen bedienen. Mindestens 2 Wochen vor einer Narkose darf kein Tranylcypromin mehr eingenommen worden sein.

Nach der Einnahme von Tranylcypromin können Herzrasen, ein gerötetes Gesicht, heftige Kopfschmerzen, ein steifer Nacken, Übelkeit, Erbrechen und Lichtscheu eine bedrohliche Blutdrucksteigerung anzeigen. Bei derartigen Symptomen sollten Sie sich sofort mit einem Arzt in Verbindung setzen.

Tranylcypromin darf nicht mit Dextromethorphan (bei Husten, in Erkältungsmitteln) kombiniert werden, Moclobemid nur bei strenger Beobachtung.

Bei der gleichzeitigen Anwendung mit Bupropion (bei Depressionen, zur Tabakentwöhnung) können sich dessen Nebenwirkungen verstärken, etwa das Risiko für Krampfanfälle. Die gemeinsame Anwendung mit Atomoxetin (bei ADHS) kann zu Herzrhythmusstörungen führen.

Moclobemid und Tranylcypromin dürfen nicht gleichzeitig mit Sympathomimetika wie Etilefrin oder Midodrin (bei niedrigem Blutdruck), Xylometazolin (bei Schnupfen), Ephedrin oder Phenylephrin (in Husten- und Grippemitteln) angewendet werden. Andernfalls kann der Blutdruck gefährlich ansteigen.

Während einer Behandlung mit Tranylcypromin dürfen Sie die nachfolgend genannten Arzneistoffe keinesfalls einnehmen. Vor einer Moclobemid-Behandlung muss der Arzt Nutzen und Risiken einer kombinierten Anwendung mit diesen Medikamenten besonders sorgfältig abwägen: SSRI wie Citalopram, Escitalopram, Fluoxetin, Fluvoxamin oder Paroxetin (Seite 113), SNRI wie Duloxetin oder Venlafaxin (Seite 115) sowie Clomipramin und Imipramin (Seite 123). Zwischen der Einnahme von MAO-Hemmern und diesen Mitteln müssen bestimmte Zeitabstände eingehalten werden.

Vor der Einnahme von Triptanen (bei Migräne), Tramadol, Fentanyl und Pethidin (alle bei Schmerzen) und Buspiron (bei Angststörungen) müssen MAO-Hemmer mindestens 14 Tage abgesetzt worden sein.

Es gibt Hinweise, dass Depressionsmittel die Bereitschaft, sich Schaden zuzufügen oder das Leben zu nehmen, verstärken können. Wenn Sie solche Gedanken bei sich beobachten, sollten Sie unverzüglich einen Arzt kontaktieren oder ein Krankenhaus aufsuchen (siehe auch Seite 92).

Für Kinder und Jugendliche unter 18 Jahren

Über die Anwendung von Moclobemid oder Tranylcypromin bei Kindern und Jugendlichen gibt es keine Erkenntnisse. Sie dürfen mit diesen Wirkstoffen nicht behandelt werden.

Für Schwangerschaft und Stillzeit

Über die Anwendung in der Schwangerschaft gibt es keine ausreichenden Erkenntnisse. Moclobemid sollte in dieser Zeit nur eingesetzt werden, wenn es unbedingt notwendig ist. Tranylcypromin ist ganz zu meiden.

Wenn Sie eines dieser Medikamente einnehmen müssen, sollten Sie möglichst nicht stillen.

Für ältere Menschen

Tranylcypromin ist für ältere Menschen eher unangebracht. Bei ihnen können verstärkt Nebenwirkungen auftreten. Als Alternative kommt Moclobemid infrage.

Selektiver Noradrenalin-Wiederaufnahmehemmer (NaRI)

Reboxetin gehört in die Gruppe der selektiven Noradrenalin-Wiederaufnahmehemmer (engl.: selective noradrenalin reuptake inhibitor, abgekürzt: NaRI). Diese Substanzen verhindern, dass der an den Nervenenden freigesetzte Botenstoff Noradrenalin wieder in die Nervenzellen aufgenommen wird und dadurch als Botenstoff nicht mehr zur Verfügung steht.

12 **Reboxetin**

Wenig geeignet bei Depressionen. Die therapeutische Wirksamkeit ist nicht ausreichend nachgewiesen.

Wichtig zu wissen

In wenigen Einzelfällen sind bei der Behandlung mit Reboxetin Krampfanfälle aufgetreten. In einem solchen Fall muss sofort der Arzt gerufen und das Arzneimittel abgesetzt werden.

Bei etwas weniger als 10 von 100 Männern treten Erektionsstörungen, Ejakulationsschmerz, Ejakulationsverzögerung und Hodenschmerzen auf. Bei mehr als 1 von 10 Männern kommt es zu Beschwerden beim Wasserlassen. Manchmal tritt auch ein Harnweginfekt auf, der mit Antibiotika behandelt werden muss. Es kann auch zu einem Harnverhalt kommen. Dann muss sofort ein Arzt hinzugezogen werden.

Die gleichzeitige Anwendung mit MAO-Hemmern (z. B. Tranylcypromin, Seite 109, oder Selegilin bei Parkinsonkrankheit) sollte vermieden werden. Bei dieser Kombination kann es möglicherweise zu einem potenziell lebensgefährlichen Tyramin-Effekt kommen, bei dem Kopfschmerzen, Herzklopfen, Nackensteife, Schwitzen und Schüttelfrost auftreten können und der Blutdruck ansteigen kann.

Es gibt Hinweise, dass Depressionsmittel die Bereitschaft, sich Schaden zuzufügen oder das Leben zu nehmen, verstärken können. Wenn Sie solche Gedanken bei sich beobachten, sollten Sie unverzüglich einen Arzt kontaktieren oder ein Krankenhaus aufsuchen (siehe auch Seite 92).

Für Kinder und Jugendliche unter 18 Jahren

Über die Risiken einer Anwendung bei Kindern und Jugendlichen bis 18 Jahre gibt es keine ausreichenden Erkenntnisse. Sie sollten daher nicht mit Reboxetin behandelt werden.

Für Schwangerschaft und Stillzeit

Da die therapeutische Wirksamkeit nach den vorliegenden Daten nicht ausreichend nachgewiesen ist, sollten Sie Reboxetin in Schwangerschaft und Stillzeit nicht anwenden.

Für ältere Menschen

60+ Über die Anwendung von Reboxetin bei älteren Menschen liegen kaum Erfahrungen vor. Daher sollten sie mit diesem Wirkstoff nicht behandelt werden.

Selektive Serotonin-Wiederaufnahmehemmer (SSRI)

Die Bezeichnung dieser Gruppe von Medikamenten bezieht sich auf ihren Wirkmechanismus: SSRI steht für die englische Bezeichnung „selective serotonin reuptake inhibitor“. Sie verhindern, dass der freigesetzte Botenstoff Serotonin wieder in die Nervenzelle aufgenommen wird und dadurch als Nervenbotenstoff nicht mehr zur Verfügung steht. Dies verbessert nachweislich das Beschwerdebild einer Depression.

13 **Citalopram, Escitalopram, Fluvoxamin, Paroxetin, Sertralin**

Geeignet bei mittelschweren bis sehr schweren Depressionen, wenn Vorteile gegenüber anderen geeigneten Mitteln zu erwarten sind.

14 **Fluoxetin**

Mit Einschränkung geeignet bei behandlungsbedürftigen Depressionen. Das Mittel wirkt viele Tage lang. Kürzer wirkende Mittel sind vorzuziehen. Zudem gibt es ausgeprägte Wechselwirkungen mit anderen Arzneimitteln.

SSRI gelten bei mittelschweren bis sehr schweren Depressionen als „geeignet". Eine Ausnahme: Fluoxetin. Es ist „mit Einschränkung geeignet", weil es viele Tage lang wirkt und Wechselwirkungen mit vielen anderen Arzneimitteln aufweist.

Wichtig zu wissen

Die Behandlung mit Antidepressiva beginnt mit einer niedrigen Dosis, die im Abstand von Tagen oder Wochen langsam gesteigert wird.

Zum Ende der Behandlung – insbesondere nach längerer Einnahmezeit – muss die Dosis im Verlauf von Wochen bis Monaten langsam verringert werden.

Vor allem zu Beginn der Behandlung können Schwindel oder Müdigkeit auftreten. Dann kann die Fähigkeit beeinträchtigt sein, ein Fahrzeug zu lenken und Maschinen zu bedienen. Während einer Behandlung mit SSRI sollten Sie keinen Alkohol trinken. Die beiden Substanzen verstärken gegenseitig ihre dämpfende Wirkung. Bei einer schweren Leber- oder Nierenfunktionsstörung müssen SSRI niedriger dosiert werden.

Die Einnahme von SSRI scheint die Spermienqualität zu beeinträchtigen. Nach dem Absetzen des Medikaments vergeht dieser unerwünschte Effekt jedoch wieder. SSRI können Krampfanfälle verursachen. In einem solchen Fall sollten Sie das Arzneimittel absetzen und sofort einen Arzt rufen.

Wenn Sie noch andere Medikamente nehmen, ist zu beachten, dass manche Arzneimittel durch einige SSRI, allen voran Fluoxetin und Paroxetin, langsamer abgebaut werden. Sie wirken dann länger, und ihre Wirkung und die Nebenwirkungen können sich verstärken. Sie dürfen zudem keine SSRI anwenden, wenn Sie mit einem MAO-Hemmer (Moclobemid oder Tranylcypromin, siehe Seite 109, Selegilin bei Parkinsonkrankheit) behandelt werden. Nach einer Behandlung mit MAO-Hemmern müssen mindestens 2 Wochen verstreichen, bevor Sie ein SSRI einnehmen dürfen.

SSRI können die Wirkung der gerinnungshemmenden Wirkstoffe Phenprocoumon und Warfarin (bei erhöhter Thrombosegefahr) verstärken. Werden zusätzlich zu SSRI nichtsteroidale Antirheumatika wie Diclofenac oder Ibuprofen eingenommen, kann das Risiko für Magenblutungen sowie für eine Gehirnblutung steigen.

Frauen mit Brustkrebs, die Tamoxifen einnehmen, sollten nicht gleichzeitig mit dem SSRI Paroxetin behandelt werden. Der Wirkstoff kann die Wirkung des Krebsmedikaments beeinflussen.

Citalopram und Escitalopram dürfen Sie nicht gemeinsam mit trizyklischen Antidepressiva wie Amitriptylin (Seite 123), Amiodaron oder Chinidin (bei Herzrhythmusstörungen), Neuroleptika wie Haloperidol oder Thioridazin (bei Schizophrenien und anderen Psychosen), Antibiotika aus der Gruppe der Makrolide wie Erythromyzin oder der Chinolone wie Moxifloxazin (beide bei bakteriellen Infektionen), Antihistaminika wie Mizolastin oder Terfenadin (beide bei Allergien) sowie Malariamitteln einnehmen. Bei Fluvoxamin sollten Sie die gemeinsame Anwendung mit Thioridazin (bei Schizophrenie und anderen Psychosen) und Antihistaminika wie zum Beispiel Terfenadin (bei Allergien) vermeiden. Bei all diesen Kombinationen drohen schwerwiegende Herzrhythmusstörungen. Es gibt Hinweise, dass Depressionsmittel die Bereitschaft, sich Schaden zuzufügen oder das Leben zu nehmen, verstärken können. Dies ist bei den SSRI in besonderem Maße zu beachten. Wenn Sie solche Gedanken bei sich beobachten, wenn sich Ihr Verhalten ändert und Sie sich zunehmend ängstlich, erregt oder aggressiv fühlen, sollten Sie unverzüglich einen Arzt kontaktieren oder ein Krankenhaus aufsuchen (siehe auch Seite 92).

Für Kinder und Jugendliche unter 18 Jahren

Möglicherweise besteht ein erhöhtes Risiko für Verletzungs- und Selbsttötungstendenzen. Kinder und Jugendliche sollten daher nur dann mit SSRI behandelt werden, wenn psychotherapeutische Maßnahmen nicht ausreichend wirksam waren und anzunehmen ist, dass der zu erwartende Nutzen das mögliche Risiko überwiegen wird.

Fluoxetin kann bei Kindern ab 8 Jahren mit mittelschweren bis schweren Depressionen eingesetzt werden, wenn nach 4 bis 6 Sitzungen einer psychotherapeutischen Behandlung (zumeist also nach etwa 6 Wochen) keine Besserung eingetreten ist. Während der medikamentösen Behandlung sollte die psychotherapeutische Behandlung aber unbedingt fortgesetzt werden. Wenn nach 9 Wochen einer Arzneimitteltherapie keine Besserung eingetreten ist, sollte die Behandlung überdacht werden.

Für Schwangerschaft und Stillzeit

Wenn Sie schwanger sind und eine Depression medikamentös behandelt werden muss, sind unter den SSRI Citalopram und

Sertralin die Mittel der ersten Wahl. Auch Paroxetin ist akzeptabel.

Fluoxetin scheint das Risiko geringfügig zu erhöhen, dass das Kind mit einer Fehlbildung im Herz-Kreislauf-System geboren wird, wenn die Frau diesen Wirkstoff im ersten Schwangerschaftsdrittel eingenommen hat.

In der Fachliteratur finden sich Hinweise, dass bei einer Behandlung mit SSRI während einer Schwangerschaft vermehrt Frühgeburten auftreten können.

Außer Fluoxetin sind in der Stillzeit alle SSRI akzeptabel.

60+ Für ältere Menschen

Die Behandlung mit SSRI muss mit einer relativ geringen Dosis beginnen.

Citalopram und Escitalopram werden von älteren Menschen anscheinend nur halb so schnell ausgeschieden wie von jüngeren. Daher sollten Ältere von Citalopram nicht mehr als 20 Milligramm am Tag einnehmen, von Escitalopram nicht mehr als 10 Milligramm.

Fluoxetin ist für ältere Menschen eher unangebracht. Es kann durch seine lang anhaltende Wirkung Erregungszustände und Schlafstörungen auslösen.

Serotonin-Noradrenalin-Wiederaufnahmehemmer (SNRI)

Duloxetin und Venlafaxin gehören zur Gruppe der Serotonin-Noradrenalin-Wiederaufnahmehemmer (SNRI, von engl.: serotonin noradrenalin reuptake inhibitor). Diese Substanzen verhindern, dass die freigesetzten Botenstoffe Noradrenalin und Serotonin wieder in die Nervenzellen aufgenommen werden und dadurch nicht mehr als Botenstoffe zur Verfügung stehen. Dies verbessert das Beschwerdebild einer mittelschweren bis sehr schweren Depression.

15 Duloxetin, Venlafaxin

Geeignet bei mittelschweren bis sehr schweren Depressionen mit gleichzeitiger Antriebshemmung.

Anders als manche anderen Depressionsmedikamente dämpfen die Präparate kaum und machen nur wenig müde und werden daher vor allem bei Depressionen, die mit einer Antriebshemmung einhergehen, eingesetzt.

Wichtig zu wissen

Die Behandlung beginnt mit einer niedrigen Dosis, die im Abstand von Tagen oder

Wochen langsam gesteigert wird. Zum Ende der Behandlung – insbesondere nach längerer Einnahmezeit – muss die Dosis im Verlauf von Wochen bis Monaten langsam verringert werden, damit kein Schwindel, Übelkeit, Erbrechen und keine Schlafstörungen, Kopfschmerzen und psychische Veränderungen auftreten. Solche Absetzerscheinungen gibt es bei Venlafaxin besonders häufig.

Während einer Behandlung mit SNRI sollten Sie keinen Alkohol trinken. Alkohol kann unerwünschte Wirkungen von Duloxetin und Venlafaxin wie Müdigkeit und Schwindel verstärken. Dann steigt das Risiko zu stürzen.

10 bis 100 von 1000 Männern, die mit Venlafaxin behandelt werden, berichten, dass sie keinen Orgasmus mehr erleben, bei Frauen sind es 1 bis 10 von 1000. Leichtere Sexualstörungen sind wahrscheinlich häufiger.

Werden zusätzlich zu den SNRI nichtsteroidale Antirheumatika, z. B. Diclofenac oder Ibuprofen (bei Arthrose, Schmerzen), eingenommen, steigt einer aktuellen Veröffentlichung zufolge das Risiko für eine Gehirnblutung.

Duloxetin und Venlafaxin können die Wirkung der gerinnungshemmenden Wirkstoffe Azetylsalizylsäure, Phenprocoumon und Warfarin (bei erhöhter Thrombosegefahr) verstärken.

Bei gleichzeitiger Anwendung von Duloxetin und Venlafaxin mit MAO-Hemmern (z. B. Tranylcypromin, siehe Seite 109) kann es zu dem potenziell lebensbedrohlichen Serotonin-Syndrom mit Erregungszuständen, Bewusstseinstrübung, Muskelzittern und -zucken sowie Blutdruckabfall kommen. Bei diesen Beschwerden sollten Sie sofort einen Arzt oder eine Notaufnahme aufsuchen. Dies gilt auch, wenn Duloxetin oder Venlafaxin gleichzeitig mit SSRI (Seite 112), trizyklischen Antidepressiva (Seite 123), Bupropion (Seite 101), Triptanen (bei Migräne), Tramadol und Fentanyl (bei Schmerzen) sowie mit hoch dosiertem Johanniskrautextrakt (Seite 103) eingenommen werden. Ein Serotonin-Syndrom kann aber auch unabhängig von anderen eingenommenen Medikamenten vereinzelt als unerwünschte Wirkung der beiden Mittel auftreten.

Es gibt Hinweise, dass Depressionsmittel die Bereitschaft, sich Schaden zuzufügen oder das Leben zu nehmen, verstärken können. Wenn Sie solche Gedanken bei sich beobachten, sollten Sie unverzüglich einen Arzt kontaktieren oder ein Krankenhaus aufsuchen (siehe auch Seite 92).

Für Kinder und Jugendliche unter 18 Jahren

Die Medikamente dürfen bei Kindern und Jugendlichen bis 18 Jahre nicht eingesetzt werden. Es gibt auch Bedenken, weil sich durch SNRI möglicherweise das Suizidrisiko erhöht.

Für Schwangerschaft und Stillzeit

Wenn Sie schwanger sind, sind die SSRI Citalopram und Sertralin sowie gegebenenfalls auch Paroxetin die Mittel der Wahl. Über die Anwendung von Duloxetin oder Venlafaxin liegen mittlerweile ebenfalls ausreichende Erfahrungen vor. Haben Sie einen dieser Wirkstoffe bereits vor der Schwangerschaft eingenommen, können Sie dabei bleiben, wenn der Arzt es für erforderlich hält.

Für eine Depressionsbehandlung während der Stillzeit sind ebenfalls die SSRI Citalopram, Paroxetin und Sertralin die Mittel der Wahl. Aber auch Duloxetin und Venlafaxin sind akzeptabel, wenn der Säugling aufmerksam beobachtet wird.

Für ältere Menschen

60+ Für ältere Menschen besteht durch die Behandlung die Gefahr, viel Natrium zu verlieren. Dann können sich zum Beispiel Verwirrtheit, Gangunsicherheit und Schwindel einstellen. Das erhöht das Sturzrisiko.

Sulpirid

Sulpirid nimmt je nach Dosierung eine Mittelstellung zwischen Antidepressivum und Neuroleptikum ein.

16 Wenig geeignet bei Depressionen. Die therapeutische Wirksamkeit ist nicht ausreichend nachgewiesen. Das Mittel hat ausgeprägte unerwünschte Wirkungen auf das Hormonsystem.

Wichtig zu wissen

Der Wirkstoff kann die Reaktionsfähigkeit beeinträchtigen. Sie sollten deshalb zu Behandlungsbeginn oder bei Dosiserhöhungen keine Fahrzeuge lenken und keine Maschinen bedienen. Schmerz-, Schlaf- und Beruhigungsmittel können die dämpfende Wirkung so verstärken, dass Bewegungen, Atmung und Bewusstsein ernsthaft beeinträchtigt sind.

Sulpirid kann dosisabhängig ausgeprägte Wirkungen auf das Hormonsystem haben. Bei Frauen kann es zu Zyklusstörungen, schmerzhaften Verdickungen in der Brust und zu Milchfluss kommen. Männer leiden mitunter an Potenz- und Libidostörungen und die Brust kann sich vergrößern.

Levodopa (bei Parkinsonkrankheit) und Sulpirid dürfen nicht zusammen eingenommen werden, da sie ihre Wirkung gegenseitig aufheben.

Die Kombination mit bestimmten Mitteln, die am Herzen wirken, kann zu einer Form lebensbedrohlicher Herzrhythmusstörungen, den Torsade de pointes, führen. Zu diesen Medikamenten gehören beispielsweise Amiodaron, Chinidin und Sotalol, mit denen bestimmte Arten von Herzrhythmusstörungen behandelt werden, trizyklische Antidepressiva, wie Clomipramin oder Doxepin (Seite 123), Lithium (Seite 107), Thioridazin (bei Schizophrenien und anderen Psychosen), Moxifloxazin sowie intravenös gegebenes Erythromyzin (beide bei bakteriellen Infektionen). Die Störung kann auch ohne Einnahme anderer Medikamente auftreten, das Risiko steigt insbesondere mit dem Alter an und ist bei Frauen größer als bei Männern.

Wenn Bewegungsstörungen und Muskelkrämpfe auftreten, verbunden mit erhöhter Temperatur, Herzrasen, schneller Atmung und einem gestörten Bewusstsein, rufen Sie sofort einen Arzt. Es kann sich um das lebensbedrohliche maligne neuroleptische Syndrom handeln.

Für Kinder und Jugendliche unter 18 Jahren

Eine Depression bei Kindern darf nicht mit Sulpirid behandelt werden.

Für Schwangerschaft und Stillzeit

In der Schwangerschaft darf Sulpirid nicht angewendet werden.

Auch in der Stillzeit ist der Wirkstoff zu meiden, da die Substanz in die Muttermilch übergeht. Außerdem verstärkt Sulpirid aufgrund seiner Wirkung auf die Ausschüttung des Hormons Prolaktin den Milchfluss und erschwert das Abstillen.

60+ Für ältere Menschen

Ältere Menschen benötigen nur etwa die Hälfte der für jüngere Erwachsene vorgesehenen Dosis.

Tetrazyklische Antidepressiva

Tetrazyklische Antidepressiva wirken antidepressiv und ausgeprägt dämpfend. Sie lassen sich bei einer Depression einsetzen, bei der Unruhe und Schlafstörungen im Vordergrund stehen.

17 Mirtazapin

Geeignet bei mittelschweren bis sehr schweren Depressionen, wenn Unruhe oder Schlafstörungen im Vordergrund stehen und Vorteile gegenüber anderen geeigneten Mitteln zu erwarten sind.

18 Mianserin

Mit Einschränkung geeignet bei von Unruhe oder Schlafstörungen geprägten behandlungsbedürftigen Depressionen. Das Mittel kann schwerwiegende Blutbildungsstörungen verursachen.

Mianserin wird als „mit Einschränkung geeignet“ bewertet, da es im Vergleich zu anderen Antidepressiva ein erhöhtes Risiko für schwere Blutbildungsstörungen aufweist. Diese treten bei Mirtazapin trotz sehr ähnlicher Struktur nur in Einzelfällen auf, es ist daher für die Behandlung „geeignet".

Wichtig zu wissen

Die Behandlung mit beiden Antidepressiva beginnt mit einer niedrigen Dosis, die im Abstand von Tagen oder Wochen langsam gesteigert wird. Insbesondere Mirtazapin macht sehr müde. Daher empfiehlt sich seine Einnahme am Abend.

Während einer Behandlung mit den genannten tetrazyklischen Antidepressiva sollten Sie keinen Alkohol trinken, da die dämpfende Wirkung gegenseitig verstärkt wird. Das Mittel kann die Reaktionsfähigkeit deutlich beeinträchtigen. Daher sollten Sie kein Fahrzeug lenken und keine Maschinen bedienen. Menschen, die zu Krampfanfällen neigen, können bei der Behandlung mit Mirtazapin oder Mianserin einen epileptischen Anfall bekommen. Dann sollte sofort ein Arzt gerufen werden.

Bereits vor einer geplanten Behandlung mit Mianserin sollte das Blutbild untersucht werden. Wenn Sie während der Behandlung grippeartige Beschwerden entwickeln, sich längere Zeit abgeschlagen und müde fühlen und Halsschmerzen und Fieber auftreten, kann es sich um eine bedrohliche Blutbildungsstörung handeln. Informieren Sie sofort einen Arzt.

Bei schweren Lebererkrankungen dürfen Sie Mianserin nicht anwenden, Mirtazapin dagegen schon.

Bei gleichzeitiger Anwendung von Mianserin und Mirtazapin mit MAO-Hemmern (z. B. Tranylcypromin, siehe Seite 109) kann es zu dem potenziell lebensbedrohlichen Serotonin-Syndrom mit Erregungszuständen, Bewusstseinstrübung, Muskelzittern und -zucken sowie Blutdruckabfall kommen. Bei diesen Beschwerden sollten Sie sofort einen Arzt oder eine Notaufnahme aufsuchen.

Bei Mirtazapin droht ein Serotonin-Syndrom auch bei der gleichzeitigen Anwendung von SSRI wie Fluoxetin (Seite 113), Triptanen (bei Migräne), Tramadol und Fentanyl (bei starken Schmerzen), Linezolid (bei bakteriellen Infektionen), Venlafaxin (Seite 115), Lithium (Seite 107) und Präparaten mit Johanniskraut (Seite 103).

Es gibt Hinweise, dass Depressionsmittel die Bereitschaft, sich Schaden zuzufügen oder das Leben zu nehmen, verstärken können. Wenn Sie solche Gedanken bei sich beobachten, sollten Sie unverzüglich einen Arzt kontaktieren oder ein Krankenhaus aufsuchen (siehe auch Seite 92).

Für Kinder und Jugendliche unter 18 Jahren

Über die Risiken einer Anwendung bei Kindern gibt es keine Erkenntnisse. Sie sollten daher mit diesen Medikamenten nicht behandelt werden.

Für Schwangerschaft und Stillzeit

Die Antidepressiva der Wahl während der Schwangerschaft sind Citalopram, Sertralin und gegebenenfalls Paroxetin sowie Amitriptylin, Haben Sie jedoch schon vor der Schwangerschaft Mirtazapin eingenommen, können Sie dabei bleiben.

Für eine Depressionsbehandlung während der Stillzeit sind SSRIs (außer Fluoxetin) die Mittel der Wahl. Mirtazapin ist akzeptabel, wenn der Säugling aufmerksam beobachtet wird.

Mit Mianserin sollten Sie in Schwangerschaft und Stillzeit nur weiterbehandelt werden, wenn es unbedingt notwendig ist.

Für ältere Menschen

Die unerwünschten Wirkungen vieler Antidepressiva belasten ältere Menschen häufiger und stärker als jüngere. Da Mirtazapin in dieser Hinsicht günstige Eigenschaften hat, kann es eine Alternative bei der Depressionsbehandlung für ältere Menschen sein. Die gefährlichen Blutbildungsstörungen durch Mianserin treffen Menschen über 65 Jahre besonders häufig.

Tianeptin

Tianeptin ähnelt chemisch den trizyklischen Antidepressiva, hat aber einen anderen Wirkmechanismus.

19 Mit Einschränkung geeignet bei behandlungsbedürftigen Depressionen. Die therapeutische Wirksamkeit sollte noch besser belegt werden. Mundtrockenheit und Müdigkeit treten wohl seltener auf als bei anderen Antidepressiva, das Mittel kann aber möglicherweise abhängig machen.

Aufgrund fehlender Studien lässt sich der Stellenwert von Tianeptin im Spektrum der antidepressiven Medikamente derzeit noch nicht gut bestimmen. Sein Wirkmechanismus ist noch weitgehend unklar, scheint sich aber von den trizyklischen Antidepressiva erheblich zu unterscheiden, seine antidepressive Wirksamkeit scheint damit aber vergleichbar.

Wichtig zu wissen

Während einer Behandlung mit Tianeptin sollten Sie keinen Alkohol trinken. Er verringert die Aufnahme des Medikaments in den Körper. Tianeptin kann Sehstörungen verursachen und die Reaktionsfähigkeit beeinträchtigen. Sie sollten deshalb zu Beginn der Behandlung kein Fahrzeug lenken und keine Maschinen bedienen.

Die gleichzeitige Anwendung von Tianeptin und MAO-Hemmern birgt das Risiko eines lebensbedrohlichen Serotonin-Syndroms mit Erregungszuständen, Bewusstseinstrübung, Muskelzittern und -zucken sowie Blutdruckabfall. Soll nach einer Behandlung mit dem MAO-Hemmer Tranylcypromin auf Tianeptin umgestellt werden, muss der MAO-Hemmer abgesetzt und ein Abstand von mindestens 14 Tagen eingehalten werden. Nach der Behandlung mit Moclobemid genügt ein Abstand von einem Tag.

Es gibt Hinweise, dass Depressionsmittel die Bereitschaft, sich Schaden zuzufügen oder das Leben zu nehmen, verstärken können. Wenn Sie solche Gedanken bei sich beobachten, sollten Sie unverzüglich einen Arzt kontaktieren oder ein Krankenhaus aufsuchen (siehe auch Seite 92).

Für Kinder und Jugendliche unter 18 Jahren

Zur Behandlung von Depressionen bei Kindern und Jugendlichen unter 18 Jahren hat Tianeptin keinen nachgewiesenen therapeutischen Nutzen und sollte daher nicht eingesetzt werden. Kinder und Jugendliche beziehungsweise junge Erwachsene unter 25 Jahren neigen nach der Einnahme von Tianeptin vermehrt zu Suizidgedanken.

Für Schwangerschaft und Stillzeit

Wenn Sie schwanger sind und eine Depression medikamentös behandelt werden muss, sind Antidepressiva, mit denen mehr Erfahrungen bei Schwangeren vorliegen als mit Tianeptin, Mittel der Wahl (z. B. Citalopram oder Setralin). Auch während der Stillzeit sollten Antidepressiva, mit denen mehr Erfahrungen vorliegen, zum Einsatz kommen.

Für ältere Menschen

Personen über 70 Jahre sollten pro Tag höchstens insgesamt 25 Milligramm Tianeptin einnehmen.

Trazodon

Trazodon wird seit langer Zeit eingesetzt, allerdings bei Weitem nicht so häufig wie andere Antidepressiva.

20 Mit Einschränkung geeignet bei behandlungsbedürftigen Depressionen, wenn Unruhe oder Schlafstörungen im Vordergrund stehen. Die Dämpfung hält auch tagsüber an. Die antidepressive Wirksamkeit sollte noch besser belegt werden.

Problematisch ist, dass die dämpfende Wirkung von Trazodon tagsüber anhält und dann das Kurzzeitgedächtnis, den Gleichgewichtssinn und die Muskelkraft beeinträchtigt. Es wird vornehmlich dann gebraucht, wenn Depressionen mit hartnäckigen Schlafstörungen einhergehen und diese gelindert werden sollen.

Wichtig zu wissen

Trazodon kann die Reaktionsfähigkeit dämpfen. Sie sollten deshalb kein Fahrzeug lenken und keine Maschinen bedienen.

Während einer Behandlung mit Trazodon sollten Sie keinen Alkohol trinken. Die beiden Substanzen verstärken ihre dämpfende Wirkung gegenseitig.

Bei Männern kann es zu schmerzhaften Dauererektionen kommen. In dieser Situation müssen Sie rasch einen Arzt rufen. Wird die Dauererektion nicht behoben, kann das innere Penisgewebe absterben und die Erektionsfähigkeit verloren gehen.

Trazodon darf nicht gleichzeitig mit MAO-Hemmern wie Moclobemid und Tranylcypromin (Seite 109) sowie Rasagilin und Selegilin (bei Parkinsonkrankheit) angewendet werden. Diese sollten mindestens zwei Wochen vor Beginn der Einnahme von Trazodon abgesetzt worden sein. Umgekehrt dürfen MAO-Hemmer frühestens eine Woche nach dem Absetzen von Trazodon eingenommen werden.

Durch Trazodon kann Digoxin (bei Herzschwäche) stärker wirken. Dann können Herzrhythmusstörungen, Schwindel und Farbensehen auftreten.

Trazodon sollte nicht gleichzeitig mit Mitteln gegen Herzrhythmusstörungen oder Neuroleptika wie Pimozid (bei Schizophrenien und anderen Psychosen) eingenommen werden. Dabei können lebensbedrohliche Herzrhythmusstörungen auftreten, die Torsade de pointes.

Es gibt Hinweise, dass Depressionsmittel die Bereitschaft, sich Schaden zuzufügen oder das Leben zu nehmen, verstärken können. Wenn Sie solche Gedanken bei sich beobachten, sollten Sie unverzüglich einen Arzt kontaktieren oder ein Krankenhaus aufsuchen (siehe auch Seite 92).

Für Kinder und Jugendliche unter 18 Jahren

Über die Anwendung bei Kindern und Jugendlichen unter 18 Jahren gibt es keine ausreichenden Erkenntnisse. Sie sollten das Medikament eher nicht einnehmen.

Für Schwangerschaft und Stillzeit

Über die Anwendung von Trazodon in der Schwangerschaft liegen keine ausreichenden Erkenntnisse vor. Sie sollten das Medikament eher nicht einnehmen.

In der Stillzeit wird die Anwendung von Trazodon nicht empfohlen. Ist die Behandlung unvermeidbar, sollten Sie abstillen.

Für ältere Menschen

Ältere Menschen können in der Regel mit einer niedrigeren Dosis behandelt werden. Diese sollten sie aber nicht auf einmal einnehmen, sondern über den Tag verteilt.

Trizyklische Antidepressiva

Trizyklische Antidepressiva (TZA) gelten als „klassische" Medikamente bei mittelschweren bis sehr schweren Depressionen. Alle TZA hellen die Stimmung auf und mildern Angst und Unruhe. Bis diese Wirkung spürbar wird, dauert es allerdings eine gewisse Zeit. Das ist vor allem für suizidgefährdete Menschen wichtig, denn die Dämpfung verhindert, dass sie in immer noch depressiver Verstimmung die Entschlusskraft entwickeln, sich das Leben zu nehmen. Die dämpfende Wirkung bessert zudem mit der Depression verbundene Schlafstörungen.

21 **Amitriptylin, Amitriptylinoxid, Doxepin, Trimipramin**

Geeignet bei mittelschweren bis sehr schweren Depressionen, wenn Unruhe oder Schlafstörungen im Vordergrund stehen.

22 **Clomipramin, Imipramin**

Geeignet bei von Angstzuständen geprägten mittelschweren bis sehr schweren Depressionen.

Wenn depressive Störungen von chronischen Schmerzen begleitet sind, können Amitriptylin, Amitriptylinoxid, Doxepin und Trimipramin bevorzugt werden, denn diese Wirkstoffe wirken auch schmerzlindernd.

Wichtig zu wissen

Die Behandlung mit Antidepressiva beginnt mit einer niedrigen Dosis, die im Abstand von Tagen oder Wochen langsam gesteigert wird.

Trizyklische Antidepressiva, vor allem solche mit dämpfenden Eigenschaften wie Amitriptylin oder Doxepin, können die Reaktionsfähigkeit beeinträchtigen. Daher sollten Sie zu Beginn der Behandlung kein Fahrzeug lenken und keine Maschinen bedienen. Während einer Behandlung mit trizyklischen Antidepressiva sollten Sie keinen Alkohol trinken, weil es zu einer gegenseitigen Verstärkung der dämpfenden Wirkung kommt.

1 bis 10 von 100 Behandelten empfinden sich als „ausgedörrt", besonders zu Beginn der Behandlung: Ein trockener Mund macht vor allem denjenigen zu schaffen, die eine Zahnprothese tragen. Die Nase fühlt sich verstopft an, sie sind ständig durstig.

Manche Behandelte sehen in der Nähe schlechter, weil sich die Augen nicht mehr so gut den unterschiedlichen Sehabständen anpassen, und sie reagieren empfindlich auf Blendung. Es können Geschmacksstörungen auftreten, auch Verstopfung ist möglich. Diese Beschwerden verschwinden meist wieder, wenn sich der Körper an das Medikament gewöhnt hat.

Es sollte rasch ein Arzt verständigt werden, wenn ein Krampfanfall auftritt, der Behandelte ohnmächtig geworden ist, weil der

Blutdruck zu sehr abgesunken ist, und kein Wasser mehr lassen kann. Ist die Erregungsleitung Ihres Herzens erheblich gestört, sollten Sie die Medikamente nicht einnehmen.

Trizyklische Antidepressiva sollten nicht gemeinsam mit Mitteln gegen Herzrhythmusstörungen wie Chinidin und Amiodaron eingenommen werden, weil dadurch bedrohliche Herzrhythmusstörungen ausgelöst werden können.

Werden zusätzlich zu trizyklischen Antidepressiva nichtsteroidale Antirheumatika, z. B. Diclofenac oder Ibuprofen (bei Arthrose, Schmerzen), eingenommen, steigt einer aktuellen Veröffentlichung zufolge das Risiko für eine Gehirnblutung.

Bei gleichzeitiger Anwendung von MAO-Hemmern (z. B. Tranylcypromin, siehe Seite 109) und Tramadol oder Fentanyl (bei Schmerzen) und TZA kann es zu dem potenziell lebensbedrohlichen Serotonin-Syndrom mit Erregungszuständen, Bewusstseinstrübung, Muskelzittern und -zucken sowie Blutdruckabfall kommen. Bei diesen Beschwerden sollten Sie sofort einen Arzt oder eine Notaufnahme aufsuchen.

Es gibt Hinweise, dass Depressionsmittel die Bereitschaft, sich Schaden zuzufügen oder das Leben zu nehmen, verstärken können. Wenn Sie solche Gedanken bei sich beobachten, sollten Sie unverzüglich einen Arzt kontaktieren oder ein Krankenhaus aufsuchen (siehe auch Seite 92).

Für Kinder und Jugendliche unter 18 Jahren

Zur Behandlung von Depressionen haben trizyklische Antidepressiva bei Kindern und Jugendlichen unter 18 Jahren keinen therapeutischen Nutzen und sollten deshalb nicht eingesetzt werden. Bei ihnen sind in erster Linie psychotherapeutische Verfahren die Therapie der Wahl.

Für Schwangerschaft und Stillzeit

Wenn Sie schwanger sind und eine Depression medikamentös behandelt werden muss, ist unter den trizyklischen Antidepressiva Amitriptylin das Mittel der Wahl. Bei einer Depressionsbehandlung mit diesem Medikament können Sie auch stillen.

Für ältere Menschen

60+ Trizyklische Antidepressiva können auch bei älteren Menschen eingesetzt werden. Bei ihnen müssen aber die möglichen Nebenwirkungen besonders beachtet werden. Dass die Medikamente den Blutdruck absinken lassen können, stellt für sie eine besondere Gefahr dar. Wird ihnen dadurch schwindlig, können sie stürzen. Zudem kann es zu unerwünschten Wirkungen am Herzen kommen. Ältere Menschen bauen die Wirkstoffe langsamer ab als jüngere. Darum müssen die Medikamente niedriger dosiert werden.

Valproinsäure

Valproinsäure greift in die Aktivität eines Botenstoffes ein, der bei der Übertragung von Nervensignalen eine Rolle spielt, und wird schon lange zur Behandlung von Epilepsien eingesetzt. Zur Therapie der akuten Manie bei manisch-depressiven Erkrankungen dient sie erst seit Kürzerem.

23 Geeignet bei Manien, wenn Lithium nicht infrage kommt.

Valproinsäure wird hier als „geeignet“ bewertet, aber nur unter der Voraussetzung, dass Lithium aufgrund von Gegenanzeigen nicht eingenommen werden darf oder nicht vertragen wird.

Wichtig zu wissen

Valproinsäure macht müde, benommen und schwindlig. Vor allem zu Beginn der Behandlung und bei Dosiserhöhungen kann das Medikament die Aufmerksamkeit und Reaktionsfähigkeit beeinträchtigen.

Frauen, die schwanger werden können und Valproinsäure einnehmen, müssen eine Schwangerschaft mit einer sicheren Methode verhüten, da das Mittel das Risiko für Fehlbildungen erhöht. Besteht ein Kinderwunsch, sollte bedacht werden, dass sich bei einer Behandlung mit Valproinsäure ein Mangel an Folsäure entwickeln kann. Bei einer ungenügenden Versorgung mit diesem Vitamin treten beim Ungeborenen bestimmte Fehlbildungen häufiger auf. Frauen, die schwanger werden wollen und zuvor mit Valproinsäure behandelt wurden, sollten möglichst schon 3 Monate vor Eintritt einer Schwangerschaft täglich 5 Milligramm Folsäure einnehmen und diese Medikation bis zur zwölften Schwangerschaftswoche beibehalten. Damit wird diesen Fehlbildungen vorgebeugt, sofern sie auf einem Folsäuremangel beruhen.

Valproinsäure verstärkt die Wirkung der gerinnungshemmenden Medikamente Phenprocoumon und Warfarin, die bei erhöhter Thrombosegefahr als Tabletten eingenommen werden. Dann können sogar geringfügige Verletzungen auffällig lange bluten.

Viele Kranke nehmen durch die Therapie mit Valproinsäure an Gewicht zu. In höheren Dosierungen kann es zu stärkerem Haarausfall kommen, der nach dem Ende der Behandlung wieder aufhört.

Valproinsäure kann die Leber schädigen. Daher sollten vor Beginn der Behandlung und 4 Wochen danach die Leberwerte und die Blutgerinnung bestimmt werden.

Valproinsäure kann zu verschiedenen Hauterscheinungen führen. In der Regel handelt es sich dabei um allergische Reaktionen. Wenn sie von Fieber begleitet sind, was nur bei 1 bis 10 von 10 000 Behandelten vorkommt, kann es sich um die Erkrankung Lupus erythematodes handeln.

Akute starke Schmerzen im oberen Bauchbereich, Übelkeit und Erbrechen können Warnsymptome für eine Bauchspeicheldrüsenentzündung sein. Sie kommt bei 1 bis 10 von 10 000 Anwendern von Valproinsäure vor. Suchen Sie bei solchen Beschwerden sofort einen Arzt auf.

Valproinsäure kann die Leber schwer schädigen. Treten Übelkeit, Erbrechen und/oder dunkel gefärbter Urin auf und ist der Stuhl auffällig hell, sollten Sie einen Arzt aufsuchen. Wenn sich die Haut gelb färbt – möglicherweise begleitet von starkem Juckreiz am ganzen Körper –, sollten Sie sofort einen Arzt kontaktieren.

Bei der Behandlung mit Valproinsäure können sich vermehrt Selbsttötungsgedanken einstellen. Wenn Sie solche Gedanken bei sich beobachten, sollten Sie unverzüglich einen Arzt kontaktieren oder ein Krankenhaus aufsuchen (siehe auch Seite 92).

Für Kinder und Jugendliche unter 18 Jahren

Für die Behandlung von Manien bei Kindern und Jugendlichen unter 18 Jahren ist Valproinsäure nicht untersucht und sollte deshalb nicht gegeben werden.

Für Schwangerschaft und Stillzeit

Wenn irgend möglich, sollten Sie während der Schwangerschaft keine Valproinsäure einnehmen, denn mit der Substanz verbindet sich ein erhebliches Risiko für Fehlbildungen beim Kind. Speziell die Wahrscheinlichkeit, dass das Kind mit einem „offenen Rücken" (Spina bifida) geboren wird, ist erhöht. Hingegen können Sie Ihr Kind auch bei einer Behandlung mit Valproinsäure stillen.

→ Generika

Generika (Nachahmerpräparate) enthalten genau den gleichen Wirkstoff wie das Originalpräparat, sind in der Regel aber deutlich preiswerter. Die Zulassungsbehörde verlangt den Nachweis, dass Original und Kopie wirklich gleichwertig sind. Deshalb ist sichergestellt, dass es für die Patienten keinen Unterschied macht, ob sie das ursprüngliche Medikament oder ein nachgeahmtes einnehmen.

Generika sind meist– aber nicht immer – an ihrem Namen erkennbar, der sich aus der Bezeichnung des Wirkstoffs und dem Namen der Herstellerfirma zusammensetzt, zum Beispiel „Fluoxetin 1A Pharma" oder „Sertralin Aurobindo". In den Tabellen können Generika zusammengefasst sein. „Maprotilin-neuraxpharm / -ratiopharm" steht für die beiden Generika „Maprotilin-neuraxpharm" und „Maprotilin-ratiopharm". In beiden Medikamenten ist der Wirkstoff Maprotilin verarbeitet.

Checkliste

Was die Bewertungen bedeuten

- ☐ **Geeignet** sind Medikamente, deren therapeutische Wirksamkeit ausreichend nachgewiesen ist, bei denen der Nutzen das Risiko überwiegt und die einen hohen Erprobungsgrad aufweisen. „Geeignet" sind auch Kombinationen, wenn sich die Wirkstoffe sinnvoll ergänzen

- ☐ **Auch geeignet** sind Mittel, deren therapeutische Wirksamkeit ebenfalls nachgewiesen ist, die aber noch nicht so lange erprobt sind wie die als „geeignet" bewerteten. Hierunter fallen auch Mittel, die zwar noch immer als Standardpräparate gelten, in der Zwischenzeit aber von neuen, besser verträglichen Mitteln in ihrem Rang als Mittel der ersten Wahl abgelöst wurden.

- ☐ **Mit Einschränkung geeignet** sind Mittel, die zwar therapeutisch wirksam sind, aber im Vergleich zu Standardtherapeutika ein höheres oder nicht gut einschätzbares Risiko bergen. Sie zählen nicht zu den Standardmitteln und werden nur unter bestimmten Bedingungen verwendet, etwa bei ausgewählten oder besonders schwerwiegenden Krankheitskonstellationen. Diese Bewertung erhalten auch jene Mittel, für die zwar in einigen wenigen Studien positive Ergebnisse vorliegen, deren therapeutische Wirksamkeit aber noch nicht zweifelsfrei nachgewiesen ist.

- ☐ **Wenig geeignet** sind Mittel, deren therapeutische Wirksamkeit nicht ausreichend belegt ist, die nicht ausreichend dosiert sind oder deren therapeutische Wirksamkeit im Verhältnis zu den Risiken zu gering ist, sodass die wahrscheinlichen Risiken mehr Gewicht haben als der mögliche Nutzen. „Wenig geeignet" sind darüber hinaus Mittel mit mehr als einem Wirkstoff, wenn sich die Wirkstoffe nicht sinnvoll ergänzen, einzelne Wirkstoffe keinen Nutzen zeigen oder die Kombination keinen zusätzlichen therapeutischen Nutzen gegenüber einem Produkt mit nur einem Wirkstoff aufweist.

(Siehe Bewertungen ab Seite 98 und www.test.de/medikamente/methodik/)

Therapie im Überblick: Depression, depressive Störung

Für den direkten Vergleich sind die bewerteten Wirkstoffe nachfolgend von „geeignet“ (grün) bis „wenig geeignet“ (rot) sortiert.

Rezeptfreie Medikamente

Johanniskraut

5 Geeignet bei leichten, vorübergehenden depressiven Störungen, wenn eine Behandlung mit Arzneimitteln gewünscht wird.

Nach Rücksprache mit einem Arzt kann eine vorübergehende depressive Störung zunächst mit einem rezeptfreien Johanniskrautpräparat behandelt werden. Dieses muss ausreichend hoch dosiert sein.

Johanniskraut + andere Substanzen

6 **Johanniskraut + Baldrian, Johanniskraut + Baldrian + Passionsblume**
Wenig geeignet bei leichten, vorübergehenden depressiven Verstimmungszuständen. Nicht sinnvolle Kombination.

Dass Mischungen aus Baldrian und Johanniskraut oder Baldrian, Johanniskraut und Passionsblume bei leichten, vorübergehenden depressiven Verstimmungszuständen besser wirken als Johanniskraut alleine, ist nicht ausreichend belegt. Mittel, die Johanniskraut allein in ausreichender Dosierung enthalten, sind vorzuziehen.

Rezeptpflichtige Medikamente

Trizyklische Antidepressiva

21 **Amitriptylin, Amitriptylinoxid, Doxepin, Trimipramin**
Geeignet bei mittelschweren bis sehr schweren Depressionen, wenn Unruhe oder Schlafstörungen im Vordergrund stehen.

Amitriptylin, Amitriptylinoxid, Doxepin und Trimipramin wirken stimmungsaufhellend und dämpfen die Aktivität. Sie eignen sich bei Depressionen mit großer Unruhe und auch dann, wenn zusätzlich chronische Schmerzen zu behandeln sind. Ihre Nebenwirkungen können belastend sein, vor allem für Menschen mit Herz-Kreislauf-Problemen oder vergrößerter Prostata sowie generell für ältere Menschen.

22 Imipramin, Clomipramin
Geeignet bei von Angstzuständen geprägten mittelschweren bis sehr schweren Depressionen.

Stehen Angstzustände im Vordergrund, sind Clomipramin oder Imipramin die bessere Wahl.

Serotonin-Noradrenalin-Wiederaufnahmehemmer (SNRI)

15 Duloxetin, Venlafaxin
Geeignet bei mittelschweren bis sehr schweren Depressionen mit gleichzeitiger Antriebshemmung.

Auch Duloxetin und Venlafaxin eignen sich, wenn bei einer Depression der Antrieb zu Aktivitäten fehlt, denn sie wirken ebenfalls kaum dämpfend.

Selektive Serotonin-Wiederaufnahmehemmer (SSRI)

13 Citalopram, Escitalopram, Fluvoxamin, Paroxetin, Sertralin
Geeignet bei mittelschweren bis sehr schweren Depressionen, wenn Vorteile gegenüber anderen geeigneten Mitteln zu erwarten sind.

Vor allem für Menschen, die trizyklische Antidepressiva schlecht vertragen, sind Citalopram, Escitalopram, Fluvoxamin, Paroxetin und Sertralin geeignete Alternativen. Sie weisen allerdings nicht generell weniger Nebenwirkungen auf, sondern eben andere. Besonders ausgeprägt und für viele Patienten problematisch sind Unruhe und Sexualstörungen.

14 Fluoxetin
Mit Einschränkung geeignet bei behandlungsbedürftigen Depressionen. Das Mittel wirkt viele Tage lang. Kürzer wirkende Mittel sind vorzuziehen. Zudem gibt es ausgeprägte Wechselwirkungen mit anderen Arzneimitteln.

Fluoxetin, das ebenfalls zu den SSRI gehört, wird nur eingeschränkt empfohlen. Das Mittel wirkt tage- bis wochenlang, was bei der Steuerung der Behandlung oder Therapieumstellungen von Nachteil sein kann, und es sind zahlreiche Wechselwirkungen mit anderen Arzneimitteln zu beachten.

Tetrazyklische Antidepressiva

17 **Mirtazapin**
Geeignet bei mittelschweren bis sehr schweren Depressionen, wenn Unruhe oder Schlafstörungen im Vordergrund stehen und Vorteile gegenüber anderen geeigneten Mitteln zu erwarten sind.

Mirtazapin zeigt eine gute antidepressive Wirksamkeit, die möglicherweise etwas schneller einsetzt als bei den SSRI und dem SNRI Venlafaxin. Gleichzeitig wirkt das Mittel aber wie auch trizyklische Antidepressiva deutlich dämpfend, andere Nebenwirkungen dieser Wirkstoffgruppe sind bei Mirtazapin hingegen geringer ausgeprägt.

18 **Mianserin**
Mit Einschränkung geeignet bei von Unruhe oder Schlafstörungen geprägten behandlungsbedürftigen Depressionen. Das Mittel kann schwerwiegende Blutbildungsstörungen verursachen.

Mianserin dämpft die Aktivität ebenfalls ausgeprägt. Sein Nachteil ist, dass es mit dem Risiko für schwerwiegende Blutbildungsstörungen verbunden ist.

5 **Johanniskraut**
Geeignet allenfalls bei einer mittelschweren depressiven Phase.

5 Mit Einschränkung geeignet bei langfristig behandlungsbedürftigen Depressionen. Der therapeutische Stellenwert ist noch nicht endgültig zu beurteilen.

Für Johanniskraut ist noch nicht ausreichend geklärt, welchen Stellenwert es – auch im Vergleich zu anderen Antidepressiva – bei der üblicherweise notwendigen Langzeittherapie von Depressionen hat. Aufgrund der vorliegenden Studien ist es vertretbar, bei einer vorübergehenden mittelschweren depressiven Phase Johanniskrautextrakt zu versuchen. Dazu muss er ausreichend hoch dosiert sein. Die Wirksamkeit von Johanniskrautextrakt reicht bei schweren Depressionen nicht aus.

Monoaminoxidase-Hemmer (MAO-Hemmer)

10 **Moclobemid**
Auch geeignet bei behandlungsbedürftigen Depressionen mit gleichzeitiger Antriebshemmung. Es müssen einige Einschränkungen bei der Ernährung beachtet werden.

MAO-Hemmer werden vor allem dann eingesetzt, wenn eine Depression chronisch verläuft und mit ungewöhnlichen Symptomen wie vermehrtem Schlafbedürfnis, gesteigertem Appetit, Stimmungsschwankungen und Empfindlichkeit einhergeht. Moclobemid erfordert weniger strikte Ernährungsregeln als Tranylcypromin.

11 **Tranylcypromin**
Mit Einschränkung geeignet bei behandlungsbedürftigen Depressionen mit gleichzeitiger Antriebshemmung, wenn besser bewertete Mittel nicht eingesetzt werden können oder nicht ausreichend wirksam sind. Bei der Ernährung müssen zahlreiche Einschränkungen unbedingt eingehalten werden.

Tranylcypromin hat mit vielen Lebensmitteln ausgeprägte Wechselwirkungen, die zu schweren Herz-Kreislauf-Komplikationen führen können. Die zahlreichen Ernährungseinschränkungen erschweren seinen Einsatz im Alltagsleben.

1 **Agomelatin**
Mit Einschränkung geeignet bei Depressionen. Die therapeutische Wirksamkeit und Verträglichkeit sollte noch besser belegt werden. Agomelatin scheint schwächer zu wirken als andere Antidepressiva.

Agomelatin ist mit dem körpereigenen Hormon Melatonin verwandt, das den Tag-Nacht-Rhythmus beeinflusst. Aus der Mehrzahl der Studien ging hervor, dass es besser wirkt als eine Scheinbehandlung. Aber es finden sich auch Studien, in denen dies nicht der Fall war. Das Mittel ist im Vergleich zu anderen Antidepressiva gut verträglich, kann aber die Leber schädigen.

Dopamin-Noradrenalin-Wiederaufnahmehemmer

3 **Bupropion**
Mit Einschränkung geeignet bei behandlungsbedürftigen Depressionen mit gleichzeitiger Antriebshemmung. Therapeutische Wirksamkeit und Verträglichkeit sollten noch besser belegt werden.

Die Studien, mit denen die therapeutische Wirksamkeit von Bupropion geprüft wurde, zeichnen kein eindeutiges Bild. Dies gilt sowohl gegenüber Scheinmedikament wie auch im direkten Vergleich mit Venlafaxin. Das Mittel kann aufgrund seines Wirkmechanismus vermehrt zu Schlaflosigkeit und Unruhe, Mundtrockenheit, Übelkeit, Kopfschmerzen und Verstopfung führen. Der stimulierende Effekt könnte zu einer missbräuchlichen Verwendung verleiten, dies ist noch nicht hinreichend geklärt.

9 **Maprotilin**
Mit Einschränkung geeignet bei behandlungsbedürftigen Depressionen mit gleichzeitiger Antriebshemmung. Das Mittel wirkt bis zu 60 Stunden. Kürzer wirkende Mittel sind vorzuziehen.

Maprotilin verursacht relativ wenig unerwünschte Wirkungen, wirkt aber sehr lang. Mit kürzer wirkenden Mitteln lässt sich die Behandlung besser steuern. Darüber hinaus gibt es Hinweise, dass das Risiko für Krampfanfälle im Vergleich zu anderen Antidepressiva erhöht ist.

19 **Tianeptin**
Mit Einschränkung geeignet bei behandlungsbedürftigen Depressionen. Die therapeutische Wirksamkeit sollte noch besser belegt werden. Mundtrockenheit und Müdigkeit treten wohl seltener auf als bei anderen Antidepressiva, das Mittel kann aber möglicherweise abhängig machen.

Tianeptin ist in Deutschland erst seit wenigen Jahren verfügbar. Seine antidepressive Wirksamkeit sollte insbesondere gegen Scheinmedikament noch besser belegt werden. Tianeptin ähnelt zwar in seiner chemischen Struktur den trizyklischen Antidepressiva, hat aber einen anderen Wirkmechanismus. Daher sind seine unerwünschten Wirkungen weniger stark ausgeprägt. Es gibt aber Hinweise, dass das Mittel ein gewisses Abhängigkeitrisiko birgt.

20 **Trazodon**
Mit Einschränkung geeignet bei behandlungsbedürftigen Depressionen, wenn Unruhe oder Schlafstörungen im Vordergrund stehen. Die Dämpfung hält auch tagsüber an. Die antidepressive Wirksamkeit sollte noch besser belegt werden.

Trazodon hat den Nachteil, dass die müdemachende Wirkung den ganzen Tag über anhält.

▼

Selektiver Noradrenalin-Wiederaufnahmehemmer

12 **Reboxetin**
Wenig geeignet bei Depressionen. Die therapeutische Wirksamkeit ist nicht ausreichend nachgewiesen.

Vor einigen Jahren ging man noch davon aus, dass Reboxetin bei Depressionen gut wirksam ist. Dann stellte sich heraus, dass der Hersteller wichtige Daten – insbesondere solche mit negativen Ergebnissen – nicht veröffentlicht hatte. Auf Basis der gesamten Studien ergibt sich für Reboxetin in der derzeit empfohlenen Dosierung kein Nutzen zur Behandlung von Depressionen.

▼

16 **Sulpirid**
Wenig geeignet bei Depressionen. Die therapeutische Wirksamkeit ist nicht ausreichend nachgewiesen. Das Mittel hat ausgeprägte unerwünschte Wirkungen auf das Hormonsystem.

Sulpirid gehört eigentlich nicht zu den Antidepressiva, sondern ist eher ein Neuroleptikum und kann wie diese Bewegungsstörungen auslösen. Dass Sulpirid bei Depressionen nützt, ist nicht ausreichend belegt.

Therapie im Überblick: Bipolare Störung

Für den direkten Vergleich sind die bewerteten Wirkstoffe nachfolgend von „geeignet" (grün) bis „wenig geeignet" (rot) sortiert.

Rezeptpflichtige Medikamente

Lithium

8 Geeignet bei manischen Phasen zur Behandlung und bei manisch-depressiven Erkrankungen zur Vorbeugung.

Bei einer manisch-depressiven Erkrankung (bipolare Störung), bei der die Krankheit entweder phasenweise auftritt oder sich depressive und manische Phasen mehrfach abwechseln, ist Lithium alleine oder bei schwerer Erkrankung auch in Kombination mit anderen Psychopharmaka das Mittel der ersten Wahl. Es ist das einzige Medikament, von dem nachgewiesen ist, dass es bei längerer Einnahme das Suizidrisiko sehr eindrucksvoll senkt.

Valproinsäure

23 Geeignet bei manischen Phasen zur Behandlung, wenn Lithium nicht infrage kommt.

Wenn Lithium nicht eingenommen werden darf oder wegen seiner Nebenwirkungen nicht infrage kommt, ist Valproinsäure eine Ausweichmöglichkeit, vor allem zur Akutbehandlung. Die Substanz kann die Symptome nachweislich lindern. Die Langzeitbehandlung zur Vorbeugung weiterer manisch-depressiver Phasen ist aber noch nicht so gut erforscht wie die von Lithium. Frauen, die Kinder bekommen können, dürfen nicht mit Valproinsäure behandelt werden, weil der Wirkstoff das Ungeborene schädigen kann.

Lamotrigin

7 Mit Einschränkung geeignet bei manisch-depressiven Erkrankungen, um depressiven Phasen vorzubeugen, wenn die Behandlung mit Lithium nicht infrage kommt. Die vorbeugende Wirksamkeit gegen manische Phasen ist bisher nicht ausreichend belegt.

Auch Lamotrigin ist eine Alternative, wenn Lithium nicht eingenommen werden darf oder nicht vertragen wird. Es beeinflusst dabei aber vor allem depressive Phasen einer bipolaren Erkrankung günstig. Anders als für Lithium ist bisher nicht nachgewiesen, dass es Selbsttötungen verhindern kann.

Carbamazepin

2 Mit Einschränkung geeignet bei manisch-depressiven Erkrankungen zur Vorbeugung. Nur anzuwenden, wenn die Behandlung mit Lithium nicht infrage kommt. Die vorbeugende Wirksamkeit insbesondere im Vergleich zu Lithium sollte noch besser belegt werden.

Untersuchungen zufolge, in denen die vorbeugende Wirksamkeit von Carbamazepin, bei manisch-depressiver Erkrankung das erneute Auftreten von Krankheitsphasen zu verhindern, mit der von Lithium verglichen wurde, scheint Lithium überlegen zu sein. Zudem sind bei Carbamazepin zahlreiche Wechselwirkungen mit anderen Medikamenten zu beachten.

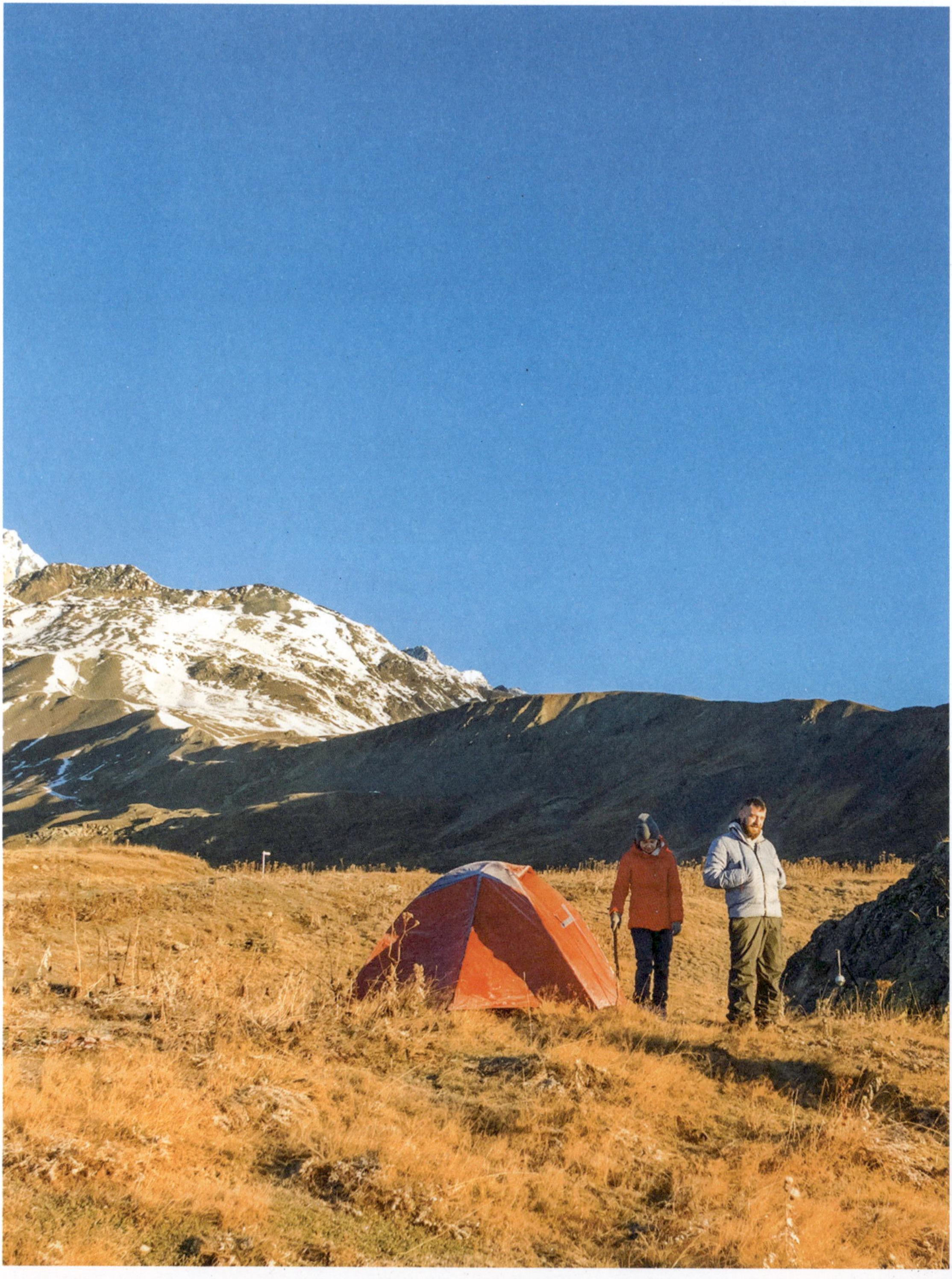

Angstlösende Medikamente

Depressionen sind oft mit Angst verbunden. Einige Antidepressiva wirken gleichzeitig angstlösend. Benzodiazepine werden in akuten Situationen eingesetzt.

Eine länger dauernde Behandlung von Angststörungen wird mit Medikamenten durchgeführt, die auch bei Depressionen eingesetzt werden. Einem akuten Angstanfall kann man mit einem schnell wirkenden Benzodiazepin begegnen.

Jedes Medikament ist auf Basis eines wissenschaftlichen Gutachtens individuell bewertet. Die Bewertungen lauten „geeignet“, „auch geeignet“, „mit Einschränkung geeignet“ und „wenig geeignet“, repräsentiert durch die Farben Grün, Hellgrün, Gelb und Rot (siehe auch Seite 127).

Den Bewertungsgutachten liegen wissenschaftliche Studien zugrunde, die einen bestimmten Qualitätsstandard erfüllen müssen und die in festgelegter Weise ausgewertet werden. Einzelheiten zur Auswahl der Medikamente und zur Bewertungsmethodik erfahren Sie unter www.test.de/medikamente/methodik/.

Im Anschluss an die Tabelle ab Seite 138, die einen Überblick über die Bewertungen gibt, begründen wir ab Seite 140 die Bewertungen ausführlich und geben Ihnen wichtige Hinweise zu den Medikamenten.

Medikamente von A bis Z

Die Nummer im farbigen Kästchen verweist auf die Bewertung im Textteil ab Seite 140. Zu Generika siehe Seite 126.

Rezeptpflichtige Medikamente

Medikament, *Wirkstoff*		test BEWERTUNG
Adumbran 10 mg, *Oxazepam*	1	GEEIGNET
Alprazolam 1A Pharma/AbZ/Al/-ratiopharm, *Alprazolam*	1	GEEIGNET
Anafranil, *Clomipramin*	9	GEEIGNET
Aponal, *Doxepin*	10	MIT EINSCHRÄNKUNG GEEIGNET
Bromazanil, *Bromazepam*	1	GEEIGNET
Bromazepam 1A Pharma/Al/-ratiopharm, *Bromazepam*	1	GEEIGNET
Bromazep-CT, *Bromazepam*	1	GEEIGNET
Cipralex, *Escitalopram*	6	GEEIGNET
Cipramil, *Citalopram*	5	GEEIGNET
CitaLich, *Citalopram*	5	GEEIGNET
Citalopram 1A Pharma/AbZ/Al/Aristo/Basics/beta/-biomo/dura/Heumann/Hexall/-ratiopharm/Sandoz/Stada, *Citalopram*	5	GEEIGNET
Clomipramin-neuraxpharm, *Clomipramin*	9	GEEIGNET
Cymbalta, *Duloxetin*	8	GEEIGNET
Demetrin, *Prazepam*	3	MIT EINSCHRÄNKUNG GEEIGNET
Diazepam AbZ, *Diazepam*	3	MIT EINSCHRÄNKUNG GEEIGNET
Diazepam Desitin rectal, *Diazepam*	3	MIT EINSCHRÄNKUNG GEEIGNET
Diazepam-ratiopharm/Stada, *Diazepam*	3	MIT EINSCHRÄNKUNG GEEIGNET
Diazep-CT, *Diazepam*	3	MIT EINSCHRÄNKUNG GEEIGNET
Doneurin, *Doxepin*	10	MIT EINSCHRÄNKUNG GEEIGNET
Doxepin 1A Pharma/Al/-biomo/dura/Holsten/-neuraxpharm/-ratiopharm/Stada, *Doxepin*	10	MIT EINSCHRÄNKUNG GEEIGNET
Duloxalta, *Duloxetin*	8	GEEIGNET
Duloxetin Lilly, *Duloxetin*	8	GEEIGNET

Medikament, *Wirkstoff*		test BEWERTUNG
Durazepam 50 mg forte, *Oxazepam*	2	GEEIGNET
Escitalex Tad, *Escitalopram*	6	GEEIGNET
Escitalopram 1A Pharma/AbZ/Basics/beta Glenmark/Heumann/Hexal/Lundbeck/-neuraxpharm/-ratiopharm, *Escitalopram*	6	GEEIGNET
Fluoxetin 1A Pharma/Al/beta/Hexal/-neuraxpharm/-ratiopharm/Stada, *Fluoxetin*	7	MIT EINSCHRÄNKUNG GEEIGNET
Frisium, *Clobazam*	3	MIT EINSCHRÄNKUNG GEEIGNET
Insidon, *Opipramol*	4	MIT EINSCHRÄNKUNG GEEIGNET
Lexostad, *Bromazepam*	1	GEEIGNET
Lorazepamdura/-neuraxpharm/-ratiopharm 1 mg, *Lorazepam*	1	GEEIGNET
Lorazepamdura/-neuraxpharm/-ratiopharm 2,5 mg, *Lorazepam*	2	GEEIGNET
Mareen, *Doxepin*	10	MIT EINSCHRÄNKUNG GEEIGNET
Mono Demetrin, *Prazepam*	3	MIT EINSCHRÄNKUNG GEEIGNET
Normoc, *Bromazepam*	1	GEEIGNET
Opipram, *Opipramol*	4	MIT EINSCHRÄNKUNG GEEIGNET
Opipramol 1A Pharma/AbZ/Al/Hexal/-neuraxpharm/-ratiopharm/Stada, *Opipramol*	4	MIT EINSCHRÄNKUNG GEEIGNET
Oxa-CT 10 mg, *Oxazepam*	1	GEEIGNET
Oxa-CT 50 mg, *Oxazepam*	2	GEEIGNET
Oxazepam/Al/Hexal/-neuraxpharm/-ratiopharm/Stada 10 mg, *Oxazepam*	1	GEEIGNET
Oxazepam-neuraxpharm/-ratiopharm 50 mg, *Oxazepam*	2	GEEIGNET
Paroxat, *Paroxetin*	6	GEEIGNET
Paroxedura, *Paroxetin*	6	GEEIGNET
Paroxetin 1A Pharma/beta/-neuraxpharm/-ratiopharm, *Paroxetin*	6	GEEIGNET
Praxiten 10 mg/15 mg, *Oxazepam*	1	GEEIGNET
Praxiten forte 50 mg, *Oxazepam*	2	GEEIGNET
Rudotel, *Medazepam*	3	MIT EINSCHRÄNKUNG GEEIGNET
Seroxat, *Paroxetin*	6	GEEIGNET
Sertralin Aurobindo/Basics/beta/dura/Heumann/Hexal/-Hormosan/-ratiopharm/Stada/Winthrop, *Sertralin*	6	GEEIGNET
Tafil, *Alprazolam*	1	GEEIGNET
Tavor 0,5 mg/1 mg, *Lorazepam*	1	GEEIGNET

Medikament, *Wirkstoff*		test BEWERTUNG
Tavor 2 mg / 2,5 mg, *Lorazepam*	2	GEEIGNET
Tranxilium, *Dikalium-clorazepat*	3	MIT EINSCHRÄNKUNG GEEIGNET
Trevilor, *Venlafaxin*	8	GEEIGNET
Valocordin-Diazepam, *Diazepam*	3	MIT EINSCHRÄNKUNG GEEIGNET
Venlafaxin 1A Pharma / AAA-Phama / AbZ / Al / beta / -biomo / Heumann / Hexal / -neuraxpharm / -ratiopharm / Tad / Winthrop, *Venlafaxin*	8	GEEIGNET
Zoloft, *Sertralin*	6	GEEIGNET

Benzodiazepine

Benzodiazepine dämpfen die emotionale Anspannung, Erregung und Angst, zusätzlich haben sie einen beruhigenden und schlafanstoßenden Einfluss, entspannen die Muskeln und lösen Krämpfe.

1 Alprazolam, Bromazepam, Lorazepam 0,5 mg / 1 mg, Oxazepam 10 mg / 15 mg

Geeignet zur zeitlich begrenzten Anwendung bei sofort behandlungsbedürftigen Angststörungen.

2 Lorazepam 2 mg / 2,5 mg, Oxazepam 50 mg

Geeignet zur zeitlich begrenzten Anwendung bei sofort behandlungsbedürftigen schweren Angststörungen.

3 Clobazam, Diazepam, Dikaliumclorazepat, Medazepam, Prazepam

Mit Einschränkung geeignet zur zeitlich begrenzten Anwendung bei sofort behandlungsbedürftigen Angststörungen. Sehr lange Wirkdauer. Dadurch tagelang anhaltende Beeinträchtigung mit erhöhtem Unfallrisiko; besonders gefährdet sind ältere Menschen. Kürzer wirkende Mittel sind vorzuziehen.

Die mittellang wirkenden Substanzen Alprazolam, Bromazepam, Lorazepam und Oxazepam gelten bei Angststörungen als „geeignet". Die langwirkenden Benzodiazepine Clobazam, Diazepam, Dikaliumclorazepat, Medazepam und Prazepam werden bei Angststörungen als „mit Einschränkung geeignet" bewertet. Sie wirken mitunter mehrere Tage.

Wichtig zu wissen

Vor allem bei höherer Dosierung und zu Beginn der Behandlung schirmen Benzodiazepine die Behandelten stark vom Alltagsgeschehen ab. Was um die Betroffenen herum geschieht, scheint sie nichts mehr anzugehen. Bei großer Belastung kann das für einen begrenzten Zeitraum hilfreich sein; bei einer Langzeitanwendung kann allerdings das Gefühlsleben verarmen.

Bei zusätzlichen Schlafstörungen sollte die gesamte Dosis des Mittels oder der größte Teil davon eine halbe Stunde vor dem Schlafengehen eingenommen werden, um die schlaffördernde Wirkung zu nutzen.

Eine Dauerbehandlung (länger als 6 bis 8 Wochen) führt zu einer Abhängigkeit. Der Einsatz von Benzodiazepinen soll daher so kurz wie möglich dauern, bei akuten Beschwerden keinesfalls länger als 2 Wochen. Bevor Benzodiazepine länger verordnet werden, sollte unbedingt ein Psychiater oder Nervenarzt zurate gezogen werden.

Sind die Angstzustände nach etwa 2 Wochen nicht deutlich zurückgegangen, wirkt das Medikament nicht ausreichend und kann abgesetzt werden, nach mehreren Wochen Einnahme allerdings unbedingt schrittweise.

Wenn es bei Ihnen oder in Ihrer Familie Abhängigkeitskrankheiten gab, sollten Sie Benzodiazepine nicht einnehmen.

Fast alle Menschen, die Benzodiazepine einnehmen, fühlen sich müde, ihre Aufmerksamkeit und Konzentration sind verringert. Dann dürfen Sie kein Fahrzeug lenken, keine Maschinen bedienen und keine Arbeiten ohne sicheren Halt verrichten.

Benzodiazepine und andere Arzneimittel, die das zentrale Nervensystem dämpfen, verstärken sich gegenseitig in ihrer Wirkung und in ihren Nebenwirkungen (das gilt zum Beispiel für Neuroleptika, andere Schlafmittel oder starke Schmerzmittel). Den gleichen Effekt hat Alkohol. Benzodiazepine dürfen Sie daher nicht zusammen mit Alkohol einnehmen.

Bei allen Substanzen können bereits nach kurzzeitiger Einnahme nach dem Absetzen des Medikaments die ursprünglichen Beschwerden verstärkt wieder auftreten.

Für Kinder und Jugendliche unter 18 Jahren

Kinder können auf Benzodiazepine anders als erwartet reagieren. Sie werden mitunter überaktiv, reizbar und aggressiv. Angststörungen sollten bei Kindern und Jugendlichen bis 18 Jahren vorrangig pädagogisch und psychotherapeutisch behandelt werden. Benzodiazepine sind bei ihnen nicht oder nur ausnahmsweise angebracht. Akute Ängste, zum Beispiel vor und nach Operationen, können durch Benzodiazepine hingegen gut unterdrückt werden. Das gilt auch für kleine Kinder. Diazepam, rektal angewendet, dient in der Kinderheilkunde als „geeignetes“ Notfallmedikament.

Für Schwangerschaft und Stillzeit

Wie sich Benzodiazepine in den ersten 3 Schwangerschaftsmonaten auf die Entwicklung des Kindes auswirken, ist nicht sicher geklärt. Kurz vor der Geburt eingenommen, können Benzodiazepine die Wehentätigkeit schwächen, das Neugeborene kann schwach wirken und schlecht trinken.

Wenn Sie Benzodiazepine nur selten und gering dosiert einnehmen, können Sie stillen. Bei täglicher Einnahme kann der Säugling allerdings träge und teilnahmslos werden und schlecht trinken.

Für ältere Menschen

Der Einsatz von Benzodiazepinen bei älteren Menschen wird kritisch gesehen. Sie können auf Benzodiazepine anders als erwartet reagieren, werden mitunter überaktiv, reizbar und aggressiv. Durch Müdigkeit, langsameres Begreifen und Handeln sowie geschwächte Muskelkraft sind sie zudem stärker unfallgefährdet als Jüngere. Ist dennoch ein Benzodiazepin bei einem älteren Menschen notwendig, sollte Lorazepam mit weniger als 2 Milligramm verordnet werden.

Opipramol

Opipramol ähnelt chemisch den trizyklischen Antidepressiva. Es wirkt beruhigend, aber nur mäßig angstlösend und antidepressiv.

4 Mit Einschränkung geeignet zur zeitlich begrenzten Anwendung bei Angststörungen. Die therapeutische Wirksamkeit sollte noch besser belegt werden.

Insgesamt ist der Wirkstoff schlecht untersucht. Opipramol wird daher als „mit Einschränkung geeignet" bewertet.

Wichtig zu wissen

Opipramol kann die geistige Leistungsfähigkeit beeinträchtigen. Es setzt auch die Fähigkeit deutlich herab, ein Fahrzeug zu lenken, Maschinen zu bedienen und Arbeiten ohne sicheren Halt zu verrichten. Alkohol kann die dämpfende Wirkung von Opipramol verstärken.

Opipramol sollte nicht gemeinsam mit Antiarrhythmika wie Amiodaron und Chinidin angewendet werden. Wenn Sie den MAO-Hemmer Tranylcypromin (siehe Seite 109) einnehmen oder eine erheblich vergrößerte Prostata haben und daher Schwierigkeiten bestehen, die Blase richtig zu entleeren, sollten Sie das Medikament nicht einnehmen.

Wenn Sie während der Behandlung grippeartige Beschwerden entwickeln, sich längere Zeit abgeschlagen und müde fühlen und Halsschmerzen und Fieber auftreten, kann es sich um eine bedrohliche Blutbildungsstörung handeln. Informieren Sie sofort einen Arzt.

Für Kinder und Jugendliche unter 18 Jahren

Manche Hersteller halten die Anwendung bei Kindern über 6 Jahren für möglich. Sicherheitshalber sollten sie aber mit diesem Medikament nicht behandelt werden.

Für Schwangerschaft und Stillzeit

Über die Anwendung von Opipramol in Schwangerschaft und Stillzeit gibt es keine ausreichenden Erkenntnisse, daher sollten Sie die Medikamente sicherheitshalber nicht anwenden.

Für ältere Menschen

Für sie ist es besonders wichtig, nur die geringste wirksame Dosis einzunehmen, damit die unerwünschten Wirkungen sie nicht zu sehr belasten.

Selektive Serotonin-Wiederaufnahmehemmer (SSRI)

Die Bezeichnung dieser Gruppe von Medikamenten bezieht sich auf ihren Wirkmechanismus: SSRI steht für die englische Bezeichnung „selective serotonin reuptake inhibitor". Sie verhindern, dass der freigesetzte Botenstoff Serotonin wieder in die Nervenzelle aufgenommen und dadurch unwirksam gemacht wird.

5 **Citalopram**
Geeignet bei Angststörungen.

6 **Escitalopram, Paroxetin, Sertralin**
Geeignet bei Angst- und Zwangsstörungen.

7 **Fluoxetin**
Mit Einschränkung geeignet bei Zwangsstörungen. Das Mittel wirkt viele Tage lang. Zudem gibt es ausgeprägte Wechselwirkungen mit anderen Arzneimitteln.

Die therapeutische Wirksamkeit von Citalopram, Escitalopram, Paroxetin und Sertralin bei Angststörungen ist nachgewiesen. Typische Beschwerden wie Besorgnis, Anspannung und Ängste bessern sich.

Wichtig zu wissen

Die Behandlung mit SSRI beginnt mit einer niedrigen Dosis, die im Abstand von Tagen oder Wochen langsam gesteigert wird. Am Ende der Behandlung muss der umgekehrte Weg eingeschlagen werden.

Ob die Therapie ausreichend wirkt, lässt sich erst nach etwa 1 bis 3 Wochen beurteilen. Wenn sich Zwangsstörungen nach 10 bis 12 Wochen nicht gebessert haben, sollte die Therapie überdacht werden.

Frauen mit Brustkrebs, die Tamoxifen einnehmen, sollten nicht gleichzeitig mit dem SSRI Paroxetin behandelt werden. Der Wirkstoff soll die Wirksamkeit des Krebsmedikaments beeinträchtigen.

Es gibt Hinweise, dass insbesondere Antidepressiva vom Typ der SSRI die Bereitschaft, sich Schaden zuzufügen oder das Leben zu nehmen, verstärken können.

Weitere wichtige Angaben zu unerwünschten Wirkungen und Wechselwirkungen finden Sie unter „Selektive Serotonin-Wiederaufnahmehemmer" im Kapitel „Medikamente bewertet: Depressionen" auf Seite 112.

Für Kinder und Jugendliche unter 18 Jahren

Kinder und Jugendliche sollten nur dann mit SSRI behandelt werden, wenn psychotherapeutische Maßnahmen nicht ausreichend wirksam waren. Möglicherweise besteht ein erhöhtes Risiko für Verletzungs- und Selbsttötungstendenzen.

Citalopram, Escitalopram, Fluoxetin und Paroxetin sollten bei Kindern und Jugendlichen mit Angst- und Zwangsstörungen nicht angewendet werden. Sertralin kann zur Behandlung von Zwangsstörungen bei Kindern ab 6 Jahre dienen.

Für Schwangerschaft und Stillzeit

In der Fachliteratur finden sich Hinweise, dass bei einer Behandlung mit SSRI vermehrt Frühgeburten auftreten können. Wenn Sie jedoch schwanger sind und eine Angst- oder Zwangsstörung medikamentös behandelt werden muss, sind Citalopram und Sertralin die Mittel der ersten Wahl.

Neugeborene von Müttern, die während der Schwangerschaft einen SSRI eingenommen haben, können in den ersten Lebenstagen übererregbar und schreckhaft sein und vermehrt zittern. Trinkstörungen können vorkommen. Während einer Behandlung mit Citalopram, Paroxetin oder Sertralin können Sie stillen. Außer Fluoxetin sind aber auch die anderen SSRI akzeptabel.

Für ältere Menschen

Citalopram und Escitalopram werden von älteren Menschen anscheinend nur halb so schnell ausgeschieden wie von jüngeren. Daher sollten Ältere von Citalopram nicht mehr als 20 Milligramm am Tag einnehmen, von Escitalopram nicht mehr als 10 Milligramm. Fluoxetin ist für ältere Menschen eher wenig angebracht.

Serotonin-Noradrenalin-Wiederaufnahmehemmer (SNRI)

Duloxetin und Venlafaxin gehören zur Gruppe der Serotonin-Noradrenalin-Wiederaufnahmehemmer (SNRI, von engl.: serotonin noradrenalin reuptake inhibitor).

8 **Duloxetin, Venlafaxin**
Geeignet bei Angststörungen.

Die therapeutische Wirksamkeit beider Substanzen bei Angststörungen ist nachgewiesen: Besorgtheit, Anspannung und Grübeleien bessern sich. Anders als manche anderen Medikamente bei Angststörungen haben sie den Vorteil, dass sie kaum dämpfen und müde machen.

Wichtig zu wissen

Die Behandlung beginnt mit einer niedrigen Dosis, die im Abstand von Tagen oder Wochen langsam gesteigert wird. Am Ende der Behandlung muss der umgekehrte Weg eingeschlagen werden.

Wenn Sie hohen Blutdruck oder eine Herzerkrankung haben, muss der Arzt besonders in den ersten Behandlungsmonaten den Blutdruck häufiger kontrollieren. Venlafaxin sollte bei einer Leberfunktionsstörung geringer dosiert werden, bei Duloxetin sind Nutzen und Schaden der Behandlung besonders sorgfältig abzuwägen, wenn die Leberfunktion beeinträchtigt ist.

Es gibt Hinweise, dass Antidepressiva wie Duloxetin und Venlafaxin die Bereitschaft, sich Schaden zuzufügen oder das Leben zu nehmen, verstärken können.

Weitere wichtige Angaben zu unerwünschten Wirkungen sowie Hinweise für Kinder und Jugendliche, Schwangerschaft und Stillzeit finden Sie unter „Serotonin-Noradrenalin-Wiederaufnahmehemmer“ im Kapitel „Medikamente bewertet: Depressionen“ auf Seite 115..

Trizyklische Antidepressiva

Trizyklische Antidepressiva gelten als „klassische“ Medikamente bei Depressionen. Clomipramin und Doxepin werden aber auch bei Angst- und Zwangsstörungen eingesetzt.

9 **Clomipramin**

Geeignet bei Angst- und Zwangsstörungen.

10 **Doxepin**

Mit Einschränkung geeignet bei Angststörungen. Das Mittel kann stark dämpfen. Nur anzuwenden, wenn besser bewertete Mittel nicht eingesetzt werden können oder nicht ausreichend wirken.

Die Wirkstoffe mildern die Beschwerden bei diesen Störungen nachweislich. Die Wirksamkeit von Clomipramin ist sowohl bei Angst- als auch bei Zwangsstörungen durch Studien gut belegt. Doxepin ist nur für die Behandlung von Angststörungen zugelassen.

Wichtig zu wissen

Die Behandlung mit Antidepressiva beginnt mit einer niedrigen Dosis, die im Abstand von Tagen oder Wochen langsam gesteigert wird.

Wenn sich die Zwangsstörungen nach 10 bis 12 Wochen Behandlung mit Clomipramin nicht gebessert haben, sollte die Therapie überdacht werden.

Trizyklische Antidepressiva, vor allem Doxepin, können die Reaktionsfähigkeit beeinträchtigen. Sie sollten deshalb zu Beginn der Behandlung kein Fahrzeug lenken, keine Maschinen bedienen und keine Arbeiten ohne sicheren Halt verrichten.

Bei einer länger dauernden Therapie können die Wirkstoffe die Leberfunktion beeinträchtigen. Daher sollte der Arzt regelmäßig die Leberfunktion kontrollieren, insbesondere bei älteren Menschen.

Es gibt Hinweise, dass Antidepressiva die Bereitschaft, sich Schaden zuzufügen oder das Leben zu nehmen, verstärken können.

Weitere wichtige Angaben zu unerwünschten Wirkungen und Wechselwirkungen finden Sie unter „Trizyklische Antidepressiva“ im Kapitel „Medikamente bewertet: Depressionen“ auf Seite 123.

Für Kinder und Jugendliche unter 18 Jahren

Über die Risiken einer Anwendung dieser Wirkstoffe bei Kindern mit Angst- bzw. Zwangsstörungen gibt es keine ausreichenden Erkenntnisse. Sicherheitshalber sollten sie mit ihnen nicht behandelt werden.

Für Schwangerschaft und Stillzeit

Während der Schwangerschaft sollten Sie diese beiden Medikamente nur einnehmen, wenn der Arzt es für erforderlich hält. Während der Behandlung mit Clomipramin allein können Sie stillen, bei Doxepin sollten Sie hingegen sicherheitshalber abstillen.

Für ältere Menschen

Für einige unerwünschte Wirkungen von Clomipramin und Doxepin sind ältere Menschen besonders empfindlich. Es können unerwünschte Wirkungen, vor allem am Herzen, vorkommen. Dass die Medikamente den Blutdruck absinken lassen können, stellt für ältere Menschen eine besondere Gefahr dar. Schwindel und Gangunsicherheit können vorkommen. Hat ein bettlägeriger älterer Patient trotz ausreichender Zufuhr von Ballaststoffen und Flüssigkeit länger als 4 Tage keinen Stuhlgang, sollte der Arzt informiert werden, damit sich nicht unbemerkt ein Darmverschluss entwickelt.

Therapie im Überblick: Angstlösende Medikamente

Für den direkten Vergleich sind die bewerteten Wirkstoffe nachfolgend von „geeignet“ (grün) bis „wenig geeignet“ (rot) sortiert.

Rezeptpflichtige Medikamente

Serotonin-Noradrenalin-Wiederaufnahmehemmer (SNRI)

8 **Duloxetin, Venlafaxin**
Geeignet bei Angststörungen.

Duloxetin und Venlafaxin können Angstsymptome nachweislich abmildern. Sie unterscheiden sich von anderen geeigneten Mitteln nur in ihren unerwünschten Wirkungen und den Wechselwirkungen mit anderen, gleichzeitig angewendeten Medikamenten.

Selektive Serotonin-Wiederaufnahmehemmer (SSRI)

5 **Citalopram**
Geeignet bei Angststörungen.

6 **Escitalopram, Paroxetin, Sertralin**
Geeignet bei Angst- und Zwangsstörungen.

Auch diese Wirkstoffe wirken bei Angststörungen nachweislich angstlösend. Bei Zwangsstörungen nehmen im Vergleich zu einer Scheinbehandlung zwanghafte Handlungen ab. Die Mittel unterscheiden sich von den anderen geeigneten Mitteln lediglich in ihren Neben- und Wechselwirkungen.

7 **Fluoxetin**
Mit Einschränkung geeignet bei Zwangsstörungen. Das Mittel wirkt viele Tage lang. Zudem gibt es ausgeprägte Wechselwirkungen mit anderen Arzneimitteln.

Fluoxetin ist nur eingeschränkt empfehlenswert, da seine Wirkung sehr lange anhält und Wechselwirkungen mit vielen anderen Arzneimitteln auftreten können.

Benzodiazepine

1 Alprazolam, Bromazepam, Lorazepam 0,5 mg / 1 mg, Oxazepam 10 mg / 15 mg

Geeignet zur zeitlich begrenzten Anwendung bei sofort behandlungsbedürftigen Angststörungen.

2 Lorazepam 2 mg / 2,5 mg, Oxazepam 50 mg

Geeignet zur zeitlich begrenzten Anwendung bei sofort behandlungsbedürftigen schweren Angststörungen.

3 Clobazam, Diazepam, Dikaliumclorazepat, Medazepam, Prazepam

Mit Einschränkung geeignet zur zeitlich begrenzten Anwendung bei sofort behandlungsbedürftigen Angststörungen. Sehr lange Wirkdauer. Dadurch tagelang anhaltende Beeinträchtigung mit erhöhtem Unfallrisiko; besonders gefährdet sind ältere Menschen. Kürzer wirkende Mittel sind vorzuziehen.

Einem akuten Angstanfall kann man mit einem rasch wirkenden Benzodiazepin begegnen. Nur hierfür gelten Alprazolam, Bromazepam, Lorazepam und Oxazepam als empfehlenswert. Ihre Wirkung setzt vergleichsweise schnell ein und vergeht nach einigen Stunden wieder. Sie dürfen nur kurze Zeit angewendet werden. Eine länger dauernde Behandlung mit diesen Mitteln verbietet sich, da sie rasch zur Abhängigkeit führen. Bei akut behandlungsbedürftigen Angststörungen können sie in den ersten Tagen zur Überbrückung eingesetzt werden, bis andere, für die Daueranwendung geeignete Medikamente ihre volle Wirkung entfalten.

Clobazam, Diazepam, Dikaliumclorazepat, Medazepam und Prazepam sind nur eingeschränkt zu empfehlen, da ihre Wirkung tagelang anhalten kann. Dies gilt insbesondere im Alter und wenn Leber- und Nierenfunktion eingeschränkt ist. Dann steigt das Risiko, dass sich Nebenwirkungen ereignen und sich eine Abhängigkeit entwickelt.

Trizyklische Antidepressiva

9 Clomipramin

Geeignet bei Angst- und Zwangsstörungen.

Clomipramin kann die Symptome einer Angststörung nachweislich abschwächen, Zwangshandlungen treten seltener auf. Das Mittel unterscheidet sich von den anderen geeigneten Mitteln lediglich in seinen unerwünschten Wirkungen und Wechselwirkungen.

10 **Doxepin**
Mit Einschränkung geeignet bei Angststörungen. Das Mittel kann stark dämpfen. Nur anzuwenden, wenn besser bewertete Mittel nicht eingesetzt werden können oder nicht ausreichend wirken.

Doxepin wirkt deutlich dämpfend und bringt eine Reihe unerwünschter Wirkungen mit sich. Es ist nur angebracht, wenn die Angststörung mit verstärkter Unruhe und Schlaflosigkeit einhergeht.

4 **Opipramol**
Mit Einschränkung geeignet zur zeitlich begrenzten Anwendung bei Angststörungen. Die therapeutische Wirksamkeit sollte noch besser belegt werden.

Opipramol wird in der Praxis viel eingesetzt, gilt aber als eingeschränkt empfehlenswert. Es gibt zwar Hinweise auf eine therapeutische Wirksamkeit, doch basieren diese auf nur wenigen Studien.

Hilfe

Adressen

www.depressionsliga.de
Die Deutsche DepressionsLiga e. V. ist eine bundesweit aktive Patientenvertretung für an Depressionen erkrankte Menschen.

www.deprexis24.de
Das kostenpflichtige Programm deprexis® 24 basiert auf den Methoden der kognitiven Verhaltenstherapie und vermittelt Übungen und Techniken zur Bewältigung einer Depression.

www.deutsche-depressionshilfe.de
Die 2008 gegründete Stiftung will zur besseren Versorgung depressiv erkrankter Menschen beitragen und Selbsttötungen vermeiden helfen.

www.novego.de
Novego ist ein kostenpflichtiges Programm zur Unterstützung bei depressiven Symptomen, das auch über spezielle Inhalte für Herzprobleme und chronische Rückenschmerzen verfügt.

www.patienten-information.de
Auf dieser Informationsseite des Ärztlichen Zentrums für Qualität in der Medizin ist unter anderem eine Patientenleitlinie „Unipolare Depression“ zu finden.

Noch mehr Informationen

A.T.I. Arzneimittelinformation Berlin GmbH (Hrsg.): **Entzugssyndrom nach Absetzen von Venlafaxin.** arznei-telegramm®, Jahrgang 49, Nr. 7, 2018, S. 62–63

Barth, J., et al.: **Comparative efficacy of seven psychotherapeutic interventions for patients with depression: a network meta-analysis.** PLoS Med. 2013;10(5):e1001454. doi: 10.1371/journal.pmed.1001454. Epub 2013 May 28.

Bschor, T./Gehrisch, J./Nagel, L.-T.: **Leitliniengerechte Pharmakotherapie der Depression.** Arzneiverordnung in der Praxis, Band 45, Heft 3, Juli 2018

Cipriani, A., et al.: **Comparative efficacy and acceptability of 21 antidepressant drugs for the acute treatment of adults with major depressive disorder: a systematic review and network meta-analysis** Lancet 2018 Feb. 20. Download auf: www.thelancet.com/pdfs/journals/lancet/PIIS0140-6736(17)32802-7.pdf

DGPPN, BÄK, KBV, AWMF (Hrsg.) für die Leitliniengruppe Unipolare Depression: **S3-Leitlinie/Nationale Versorgungs-Leitlinie Unipolare Depression.** Kurzfassung, 2. Auflage. Version 1, 2017, DOI: 10.6101/AZQ/000366, Download auf http://www.awmf.org/uploads/tx_sz–leitlinien/nvl-005k_Unipolare_Depression-2018-02.pdf

Lohse, M.-J./Müller-Oerlinghausen, B.: **Psychopharmaka.** Arzneiverordnungs-Report 2017. Schwabe, U./Paffrath, D./Ludwig, W.-D./Klauber, J. (Hrsg.), Springer-Verlag, 2017, S. 681–708

Ludwig, W.-D./Schuler, J. (Hrsg.): **Entzugserscheinungen beim Absetzen von Antidepressiva Typ SSRI und SNRI.** Der Arzneimittelbrief, Jahrgang 49, Nr. 9, Berlin September 2015

Ludwig, W.-D./Schuler, J. (Hrsg.): **Medikamentöse Initialbehandlung bei schweren unipolaren Depressionen.** Der Arzneimittelbrief, Jahrgang 52, Nr. 3, Berlin März 2018

Niklewski, Günter/Riecke-Niklewski, Rose: **Ängste überwinden.** Stiftung Warentest, Berlin, 3. Aufl. 2016

Niklewski, Günter/Riecke-Niklewski, Rose: **Das Anti-Stress-Konzept.** Stiftung Warentest, Berlin 2013

Niklewski, Günter/Riecke-Niklewski, Rose: **Depressionen überwinden.** Stiftung Warentest, Berlin, 7. Aufl. 2016

Stichwortverzeichnis

A

B

C

D

Q

R

S

T

U

V

Die Stiftung Warentest wurde 1964 auf Beschluss des Deutschen Bundestages gegründet, um dem Verbraucher durch vergleichende Tests von Waren und Dienstleistungen eine unabhängige und objektive Unterstützung zu bieten.

Wir kaufen – anonym im Handel, nehmen Dienstleistungen verdeckt in Anspruch.

Wir testen – mit wissenschaftlichen Methoden in unabhängigen Instituten nach unseren Vorgaben.

Wir bewerten – von sehr gut bis mangelhaft, ausschließlich auf Basis der objektivierten Untersuchungsergebnisse.

Wir veröffentlichen – anzeigenfrei in unseren Büchern, den Zeitschriften test und Finanztest und im Internet unter www.test.de

Die Autoren:
Prof. Dr. med. Dr. phil. Günter Niklewski ist Facharzt für Neurologie, Facharzt für Psychiatrie und Psychotherapie und Vorstand Medizin und Entwicklung am Klinikum Nürnberg.
Dr. Rose Riecke-Niklewski arbeitet seit vielen Jahren als Psychotherapeutin in eigener Praxis. Zusammen haben sie zahlreiche Bücher geschrieben, für die Stiftung Warentest etwa *Depressionen überwinden* und *Das Anti-Stress-Konzept*.

Die Experten:
Prof. Dr. rer. nat. Gerd Glaeske ist Professor für Arzneimittelversorgungsforschung an der Universität Bremen und Schlussgutachter der Arzneimittelbewertungen.
Dr. Judith Günther ist Fachapothekerin für Arzneimittelinformation und Gutachterin für die Arzneimittelbewertungen.
Prof. Dr. med. Bruno Müller-Oerlinghausen ist Arzt für Klinische Pharmakologie, Mitglied der Arzneimittelkommission der deutschen Ärzteschaft und Gutachter für die Stiftung Warentest.

Stiftung Warentest
Lützowplatz 11–13
10785 Berlin
Telefon 0 30/26 31–0
Fax 0 30/26 31–25 25
www.test.de
email@stiftung-warentest.de

USt-IdNr.: DE136725570

Vorstand: Hubertus Primus
Weitere Mitglieder der Geschäftsleitung:
Dr. Holger Brackemann, Daniel Gläser

Programmleitung: Niclas Dewitz

Autoren: Prof. Dr. med. Dr. phil. Günter Niklewski, Dr. Rose Riecke-Niklewski
Projektleitung/Lektorat: Johanna Lederer

Mitarbeit: Merit Niemeitz
Korrektorat: Hartmut Schönfuß, Berlin
Fachliche Unterstützung: Prof. Dr. Gerd Glaeske, Dr. Judith Günther, Prof. Dr. med. Bruno Müller-Oerlinghausen
Titelentwurf: Axel Raidt, Berlin
Layout: Büro Brendel, Berlin
Grafik, Satz, Bildredaktion: FÖRM – Büro für Gestaltung, Berlin
Bildnachweis: fotolia – Sunflower, da-on, S_veresk, Nat, Visions-AD, Zonda; Shutterstock
Produktion: Vera Göring
Verlagsherstellung: Rita Brosius (Ltg.), Romy Alig, Susanne Beeh
Litho: tiff.any, Berlin
Druck: brandenburgische universätsdruckerei, potsdam

ISBN: 978-3-86851-170-3

Wir haben für dieses Buch 100 % Recyclingpapier und mineralölfreie Druckfarben verwendet. Stiftung Warentest druckt ausschließlich in Deutschland, weil hier hohe Umweltstandards gelten und kurze Transportwege für geringe CO_2-Emissionen sorgen. Auch die Weiterverarbeitung erfolgt ausschließlich in Deutschland.